Techniques d'ayurveda pour le bien-être des enfants et des jeunes mamans

Du même auteur

Techniques d'ayurveda pour votre bien-être quotidien, Editions du Dauphin (2005)

Renaître du stress par le yoga et l'ayurveda, Editions du Dauphin (2006)

Gestion du stress par le yoga et l'ayurveda, 2 DVD, IDE (2007)

La plupart des protocoles de yoga (postures et respiration) cités dans ce livre sont détaillés dans « *Renaître du stress par le yoga et l'ayurveda* », Editions du Dauphin.

Ils peuvent être également visionnés sous forme de vidéo-clips sur mon site Internet www.indrajitgarai.com sous la rubrique **professeur interactif de yoga.** Ce programme interactif ne remplace pas un professeur de yoga expérimenté. Il peut être toutefois utile si vous n'en avez pas.

Les protocoles ne figurant pas sur mon site se trouvent à la fin de ce livre.

ISBN : 978-2-7163-1365-0

Indrajit GARAI

Techniques d'ayurveda
pour le bien-être des enfants et des jeunes mamans

surmonter votre stress pour être, enfin, enceinte
bien vivre votre grossesse
retrouver votre équilibre après l'accouchement
comprendre et faciliter le développement de bébé

ÉDITIONS DU DAUPHIN
43 45 rue de la Tombe-Issoire
75014 Paris
www.editionsdudauphin.com

À Juilie

À Mylène

Table des matières

La naissance

Après la naissance

(jusqu'à un an)

QUELQUES PROTOCOLES DE YOGA...

Avertissement

Les techniques de ce livre n'entrent pas dans le domaine médical ou paramédical en France, ni ne constituent de diagnostics ou de traitements. Elles sont purement complémentaires et, en aucun cas, ne se substituent à la médecine classique française.

Les femmes enceintes et les parents peuvent consulter leurs médecins, avant d'utiliser ces techniques et c'est leur avis qui prévaut.

Tous les noms cités sont fictifs.

Prologue

Pourquoi écrire un autre livre sur les massages de bébé ? Il y en a déjà tellement sur le marché, avec de magnifiques photos et des techniques bien précises, me demande une de mes clientes un jour.

Je viens juste de signer avec mon éditeur et je bouillonne d'impatience ; son jugement me fait l'effet d'un seau d'eau froide sur la tête. C'est une cliente de longue date, à l'avis précieux ; j'ai toujours testé quelques unes de mes idées avec elle.

Alors, je me décide de passer une après-midi dans une grande librairie. Je sors tous les livres sur les massages de bébé, les étale devant moi et commence à prendre des notes. Elle a raison, si je rivalise avec ces livres, en termes de photos et de techniques, je pars déjà perdant. J'en sélectionne quelques uns, ceux qui m'intéressent le plus et m'assois pour les lire attentivement. Que puis-je faire pour compléter ces titres déjà excellents ?

– C'est très frustrant ! lance une femme avec un bébé en regardant la pile de livres que j'ai laissés sur un tabouret.
– Je suis désolé, j'aurai dû ranger ces livres. Je me précipite vers elle.
– Non, ce n'est pas de ça dont je parlais. C'est difficile de choisir, dit-elle en souriant devant mon embarras. Ils n'expliquent pas vraiment pourquoi on devrait choisir telle ou telle technique.
– Voulez-vous regarder les livres que j'ai ?
– Sont-ils vraiment différents ?

Alors, après son départ, je me rassois dans un coin et regarde les mêmes livres, avec son point de vue. Elle a raison –les techniques sont parfaites et nombreuses, mais on trouve peu d'explications sur leur physiologie. Quelques livres, tout de même, expliquent le « pourquoi » et le « comment », mais succinctement. Il y a encore de la place pour l'amélioration.

Dans mon cabinet, lorsque j'enseigne aux parents des techniques *ayurvédiques* pour leurs enfants, je me concentre seulement sur quelques techniques simples. Je leur explique cependant, avec des termes logiques et de sens commun, pourquoi ils peuvent utiliser ces techniques et comment ils peuvent reconnaître les besoins spécifiques de leurs enfants et adapter ces techniques en conséquence. Les grandes lignes de la physiologie de leurs enfants qu'ils apprennent les rendent autonomes.

Ce livre explore également les contre-indications du massage de bébé, l'application d'huiles essentielles et les techniques énergétiques sur les enfants. Il vous informera sur ce que vous devez éviter et quand vous devrez recherchez l'aide d'un médecin.

Il montre également comment un nourrisson fait renaître les liens du couple. Un enfant, surtout le premier, modifie les relations du couple, en déplaçant l'attention vers lui. Cette mutation sème les graines de la rancune dans l'inconscient du couple et entrave leur relation – je l'ai constaté si souvent dans mon cabinet.

Ce livre vous alerte sur ces pièges, tout au long de votre nouvelle vie avec votre enfant.

Et enfin, cet ouvrage est unique car il explore l'esprit du nourrisson et la formation de ses trois composants – l'ego, l'intellect et le mental. Pour chacune des phases autour de la naissance – conception, grossesse, accouchement et premiers développements – ce livre décrit comment l'Univers évolue chez un enfant.

Il est parfois préférable de laisser la part mystique de ce fastidieux concept d'*ayurveda* plutôt que de l'expliquer en profondeur. Cependant, de nombreux philosophes occidentaux ont reconnu ce phénomène d'évolution, notamment dans la notion de « conscience collective » de C. G. Jung. On ne peut pas négliger ce concept dans le développement des nourrissons, si nous ne voulons pas ancrer la perception actuelle des adultes d'un « monde dangereux » dans leur innocence dès le plus jeune âge. En tant que parents responsables, nous voulons qu'ils sachent différentier l'entêtement du courage, la lâcheté de la prudence, l'égocentrisme de la conscience de soi ; cette intelligence commence à la conception.

Je décris les principaux concepts *ayurvédiques* du développement spirituel de l'enfant en des termes pratiques, agrémentés de nombreuses analogies et d'exemples. Inutile de connaître la philosophie hindoue ; ce livre s'adresse à tout le monde. On approche l'esprit par le mental et le corps en même temps. Les techniques de développement sont décrites dans ce livre pour le développement physique et spirituel du nourrisson et montrent l'importance de l'influence des styles de vie des deux parents et de celle de la conscience collective de l'environnement immédiat sur ces développements.

Indrajit GARAI
Paris, le 8 septembre 2007

Avant la naissance

Les signes de la fécondation

Etude de cas I

Un vendredi soir avant de fermer mon cabinet, je reçois un message d'Emmanuelle demandant de la rappeler ; elle ne se sent pas vraiment bien. Elle est venue me voir il y a seulement dix jours et était en pleine forme depuis. Surpris, je la rappelle, tant pis si c'est déjà tard.

– Je ne me sens pas bien, dit-elle d'un ton épuisé.
– De nouveau stressée au travail ?

C'était sa belle-mère qui l'avait envoyée me voir pour gérer son stress.

– Non, pas au travail. Mais je ressens une pression encore une fois. Je me suis sentie si légère après la séance de la dernière fois. Et puis, je ne sais pas ce qu'il s'est passé. Les choses ont tout d'un coup changé mercredi matin. Je me sens lourde.
– Dans votre tête ?
– Oui. Et un peu faible dans le bassin. Et je m'inquiète encore…vous savez.

A 32 ans, cadre moyen dans une banque, Emmanuelle est mariée depuis 4 ans maintenant. Alors qu'elle veut un enfant, son corps ne lui répond pas. Son gynécologue, grand spécialiste de la stérilité, ne trouve rien d'anormal chez elle. Il a remarqué le stress intense que subit Emmanuelle au travail, qui s'ajoute à son inquiétude pour tomber enceinte, et lui a demandé de trouver une aide parallèle pour gérer son stress. La belle-mère d'Emmanuelle, une patiente de longue date, l'a envoyée me voir pour améliorer son style de vie.

– Ressentez-vous des spasmes dans le bassin ? je lui demande.
– Non, mais d'étranges pulsations dans le vagin, un peu les mêmes que j'ai normalement après avoir fait les exercices de respiration que vous m'avez donnés.
– Et cela se produit juste après les exercices ?
– En règle générale, oui. Mais, maintenant, ça vient et ça part tout seul. Et plusieurs fois par jour.
– Pouvez-vous attendre une seconde ?

Je remarque que, lors de sa dernière visite, le pouls radial qui correspond aux méridiens uro-génitaux était très fort.

– Avez-vous très soif ?
– Oui. Ma bouche est sèche tout le temps. Mais, la nuit, je salive beaucoup, mon oreiller est mouillé le matin.
– Ressentez-vous d'autres choses ?
– Non, pas vraiment. Ah, si…j'ai toujours chaud, mais, encore, quelque chose d'étrange – j'ai aussi la chair de poule, alors que normalement, j'ai ça quand j'ai froid.
– Qu'avez-vous prévu pour le week-end ?
– On va à la campagne, voir mes beaux-parents.
– C'est parfait, essayez de vous détendre et de ne plus penser à vos malaises physiques et mentaux. Ce ne sont pas forcément des signes négatifs et passeront certainement après un bon week-end de repos. S'ils empirent la semaine prochaine, allez voir votre gynécologue.
– Pourquoi le gynécologue ? Elle est inquiète.
– Ou votre médecin, mais passez un bon week-end d'abord.

Quatre semaines plus tard, elle revient dans mon cabinet, mais cette fois avec son mari.

– Vous avez eu la confirmation quand ? je leur demande, alors qu'ils s'assoient.
– Il y a trois jours, comme je n'avais pas eu mes règles. Mon gynécologue m'a dit que je pouvais continuer à venir vous voir.
– C'est parfait pour moi.
– Pouvez-vous nous expliquer pourquoi vous avez posé toutes ces questions la dernière fois ?

Selon l'*ayurveda*, elle a ressenti certains des signes qui montrent que les rapports ont été fructueux. Ce ne sont pas des symptômes infaillibles, et il ne faut pas les rechercher mais ce sont les plus communs chez la femme. Voyons les bases physiologiques.

L'énergie de l'ovule est chaude alors que celle du sperme est froide. Vu que l'ovule est plus gros que le sperme qui le féconde, **la chaleur domine immédiatement après la conception.** Pour équilibrer la température, l'intelligence naturelle du corps a besoin d'eau (d'où la soif importante) et élimine la chaleur en évaporant la sueur qui rafraîchit la peau (d'où la chair de poule fréquente).

L'excès de salivation vient du changement de flore interne qui accompagne l'implantation de l'ovule fécondé. C'est la même chose pour la sensation de lourdeur dans le bassin.

La chaleur de l'ovule fécondé rend la zone de reproduction de la femme acide. Même si l'acidité est nécessaire pour le protéger, un excès d'acidité peut le tuer. Et le stress augmente l'acidité dans la flore corporelle. Les éléments biochimiques du fluide séminal combattent l'acidité excessive. Ce fluide est également riche en nutriments pour l'ovule fécondé et son énergie rafraîchissante équilibre toute surchauffe des organes de reproduction de la femme.

Après l'éjaculation, les spermatozoïdes et les composants énergétiques du fluide séminal peuvent rester actifs jusqu'à 6 jours. Cependant, il leur faut traverser tout l'utérus pour parvenir à l'ovule. Les mouvements rythmiques du vagin vers l'utérus augmentent la mobilité du fluide reproductif de l'homme.

Le stress, s'il n'est pas géré correctement, peut augmenter l'acidité du substrat organique. Pour réduire cette acidité, préférez les aliments alcalins comme le miel, les bananes, les protéines végétales et le yaourt avec une pincée de sel, et évitez les aliments acides. Les protéines animales en grosse quantité, la friture, les desserts riches et le café, qui accompagnent généralement la frustration sous le stress, sont les principaux aliments à bannir. Ils vous rendent également léthargique car votre corps dépense beaucoup d'énergie pour les digérer.

Imaginez vos organes comme des machines entassées dans une pièce. Les mécanismes naturels du corps peuvent ventiler la chaleur générée par ces organes lors de leur fonctionnement normal. Cependant, l'adrénaline accélère leur travail et si vous travaillez dans un environnement fermé, vous avez besoin d'aider votre corps à ventiler cette surchauffe.

Vous pouvez le faire lors d'une promenade à l'air frais, pendant la pause déjeuner par exemple, en respirant profondément, ou en marchant 15 à 20 minutes par jour pour vous rendre au travail. Cet exercice fournit également un entraînement suffisant (c'est-à-dire modéré, mais quotidien) pour votre système cardio-vasculaire. Ne faîtes pas d'exercices de respiration complexes ; respirez simplement profondément, en rythmes lents et réguliers, tout en marchant d'un pas vif.

Un flux d'adrénaline trop important et une mauvaise hygiène de vie (repas trop copieux pour compenser des émotions stagnées, postures affaissées…) créent une congestion dans l'abdomen et obstruent le flux sanguin qui ne peut alors plus alimenter les organes de reproduction et éliminer leurs déchets. Pour faciliter la fécondité, évitez de prendre ces mauvaises habitudes ; si vous avez déjà ces congestions, pratiquez *Sarvangasana* et *Ashwini-mudra*.

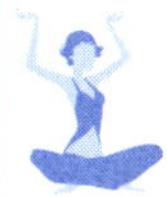

Si le sperme de votre partenaire est peu mobile, pratiquez *Sarvangasana* pendant au moins 6 minutes, immédiatement après le rapport, pour faciliter le passage des spermatozoïdes dans le vagin et l'utérus.

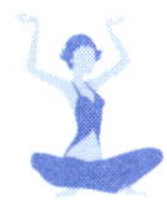

Si le sperme est peu abondant ou manque d'énergie, si l'érection et sa durée sont faibles, pratiquez *Ashwini-mudra* au début du rapport pour accroître l'énergie sexuelle de votre partenaire (sans mouvements, pour éviter les risques de frictions trop fortes dans le mucus vaginal et donc les infections). Votre partenaire peut également faire ces deux exercices pour améliorer sa propre santé sexuelle. Les rapports devront être plus espacés pour que l'énergie sexuelle se consolide.

L'anxiété, la colère et la frustration augmentent l'acidité dans votre corps. Ces émotions se produisent lorsque, guidée par des souffrances passées, vous voulez à tout prix maîtriser une situation pour éviter de futures souffrances. Si vous n'êtes pas capable d'en contrôler les résultats, vous développez alors une hostilité refoulée. Ces émotions affectent les hormones et les neurotransmetteurs et altèrent la chimie de votre corps.

Voici une manière simple d'éliminer leur influence. Observez-les simplement lorsqu'elles agissent sur vous – concentrez-vous sur les sensations physiques et mentales du moment ; cela divertit votre attention du désir de contrôler. Je présenterai plus loin comment vous pouvez vous débarrasser facilement de ces sensations destructives.

La conception, la fécondation et la formation de l'esprit

La conception est bien plus que la simple rencontre de spermatozoïdes avec un ovule. Quelques jours avant que la Nature programme la conception, on peut remarquer des changements dans le couple :

La femme devient plus attirante, rayonnante et plus gaie que d'habitude. Ses seins, ses bras, ses hanches et la zone ombilicale deviennent bombés et elle ressent des pulsations. Son envie de sexe devient plus forte que d'habitude, et elle apprécie les histoires érotiques. Cela provient de **l'énergie riche et chaude de l'ovule qui devient fécond**. Dans l'*ayurveda*, on nomme l'état de la femme à ce moment, *rutamati*.

La voix de l'homme devient plus sonore. Il a un sentiment de paix intérieure et n'a pas trop de désirs ardents. Cela vient de **l'énergie rafraîchissante du sperme.**

Que se passe-t-il lorsque les spermatozoïdes rencontrent l'ovule ?

La vie pré-embryonnaire commence à la conception en puisant des éléments chez les deux parents. Une partie de l'Univers est capturée dans l'ovule fécondé, et le processus d'organisation cellulaire commence immédiatement. Le sexe et la constitution sont alors déterminés. L'énergie féminine dominante et sa contrepartie masculine se rejoignent pour attribuer les vertus comme le discernement, le dynamisme et l'inertie.

Les énergies sexuelles en symbiose se manifestent tout d'abord en intelligence locale comme le codage ADN : c'est l'intelligence cellulaire, *pithara agni* en *ayurveda*, pour les fonctions physiques de base. Puis elles se manifestent sous la forme d'ego.

Avec le discernement, l'ego crée les cinq sens et les cinq organes moteur ; **avec l'inertie**, il crée les cinq éléments de base – *l'éther*, *l'air*, le *feu*, *l'eau* et la *terre*.

Ces cinq éléments, dérivés des parents lors de la conception, définissent la constitution de l'ovule fécondé qui déterminera celle de l'individu.

Selon *l'ayurveda*, on dénombre trois références de constitution :

- *Vata* ou le mélange *éther* et *air*, qui crée le mouvement
- *Pitta* ou le *feu*, qui crée la digestion, l'assimilation et la chaleur
- *Kapha* ou le mélange *eau* et *terre*, qui crée la nutrition et la protection

Ces trois constitutions sont comme les trois côtés d'un triangle. **La constitution** de l'ovule fécondé se situe à l'intérieur du triangle et elle évolue au fur et à mesure que la grossesse progresse. Elle **dépend principalement du style de vie de la maman, de son état émotionnel et des changements climatiques.**

Avec le dynamisme, l'ego crée le mental, l'aspect fonctionnel de l'esprit et sa qualité essentielle est toujours fluctuante. L'intelligence, l'ego et le mental forment ensemble l'esprit individuel. Ainsi s'achève la formation de base, physique et spirituelle de la cellule.

***L'ayurveda* attache une énorme importance au développement de l'esprit au sein du corps physique, même lors de la conception, et à ses liens avec sa contrepartie universelle**. Ma notion d'Esprit Universel est largement plus simple que celle qu'on décrit souvent dans les textes savants sur la culture hindoue. Nous l'aborderons sous un point de vue pratique, appliqué à la conception.

Comparons l'esprit universel à un champ magnétique et les esprits de chaque individu à des aimants qui sont sous son influence.

Rempli de lignes de force denses et de vibrations aléatoires, le champ magnétique contient un ordre précis qui influence la force, la qualité et le comportement de chaque aimant. Ceux-ci se chargent ou se vident et bougent suivant les lignes de force de ce champ magnétique.

L'Esprit Universel (*paramatma* selon *l'ayurveda*) est aussi un champ invisible d'énergie magnétique avec des lignes de force denses et des vibrations évolutives. **Lors de la conception, une partie de l'Esprit Universel est tout simplement capturée dans l'ovule fécondé sous forme d'esprit individuel** (*atma*) ; cet esprit local ne se libère jamais des influences des lignes de force de sa contrepartie universelle. L'intelligence locale, c'est-à-dire celle qui gouverne les activités des cellules et de la conscience d'un individu, reste donc toujours soumise à l'état énergétique de l'Univers.

Un concept presque similaire à l'Esprit Universel a été décrit par C.G.Jung : « la conscience collective », c'est-à-dire la conscience commune d'une population entière. Par exemple, si nous sommes entourés d'une conscience collective de méfiance, nous nous méfions naturellement de tous ; entourés d'une conscience collective d'allégresse, nous mettons notre hargne de côté et retrouvons notre gaieté. Elle moule notre tempérament de manière identique à ce qu'il se produit pour l'ovule fécondé lors de la conception.

Vous ne pouvez pas changer le monde avant de concevoir, ni rendre la conscience collective meilleure ; étant « collective », vous, seul, n'avez pas le pouvoir de la changer. Mais, lorsque vous êtes conscient d'un problème, la moitié est déjà résolue. Je pense que votre conscience peut aussi remédier au reste. Je vais vous donner un exemple.

L'influence de la conscience collective

Etude de cas II

Il y a deux ans, une jeune femme suédoise est venue me voir après une série d'échecs de fécondation. Ni elle, ni son partenaire n'avaient de déficiences biologiques ; elle suspectait plutôt son stress. Son stress me semblait normal pour sa profession, mais son pessimisme m'avait frappé.

Elle avait un mari et une belle-famille très aimants. Le fond de pessimisme avait été semé par sa propre mère après un premier échec. Petit à petit, il s'était diffusé à son mari, puis à sa belle-famille et même à son premier enfant qui avait abandonné tout espoir d'avoir un frère ou une sœur.

Le pessimisme collectif de son foyer était alimenté sur son lieu de travail par un chef extrêmement autoritaire et perfectionniste, qui avait de grandes ambitions pour la société. Alors qu'elle était en arrêt maladie après sa deuxième fausse-couche, des amis, soit disant « bien-pensants », lui faisaient remarquer combien il était risqué d'être arrêtée, surtout pour elle – si elle perdait son travail, ce serait impossible, en tant qu'étrangère, de trouver un autre poste.

C'est ainsi que la conscience collective de son univers (famille, travail, amis...), baignée de pessimisme, a commencé à la faire glisser dans la spirale de la dépression. Dotée d'une forte intuition et d'intelligence, elle était consciente des ravages de ce pessimisme collectif sur elle. Le dernier de ses souhaits était donc de faire naître un enfant entouré de tant de négativité.

– Alors pourquoi continuer à essayer ? je lui demande.
– Je ne sais pas. Pour mon mari et ma fille, j'imagine.
– Pensez-vous que vous augmentez vos chances d'être enceinte si vous ne voulez pas d'enfant au fond de vous ?
– Je ne peux pas m'empêcher d'être pessimiste. Je n'ai aucune stabilité pour le moment. Il y a trop de zones obscures devant moi – presque comme un abysse.
– Vous avez peur ?
– Oui. Si je perds mon travail, je ne peux pas en trouver un autre.
– Voyons voir. Vous avez rencontré votre mari qui est français en Suède ; puis vous avez réussi à décrocher un travail à Paris car vous vouliez déménager. Après plus de cinq ans dans cette société, vous pensez que ce sera plus dur de trouver un autre poste si vous perdez celui-là, n'est-ce pas ?
– Vous savez comment sont les français. Ils n'intègrent pas très facilement les étrangers... Mes paroles l'avaient fait sentir mal à l'aise.
– Vous avez commencé ici comme assistante technique. En cinq ans, vous êtes maintenant directeur technique. Ce n'est pas une intégration, ça ?
– C'est vrai. J'ai même dépassé mes collègues français qui m'ont rejoint.
– Et votre niveau de Français est meilleur maintenant ?
– Oui. Mais vous savez, mon corps ne répond pas à mon désir inconscient de vouloir un enfant.
– Vous voulez dire, votre désir conscient ?

– C'est ça. Inconsciemment, je ne veux pas d'enfant. En plus, je doute que mon corps puisse féconder une nouvelle fois. Peut-être que tout cela m'empêche d'être enceinte…
– **Vos émotions changent d'abord vos hormones, puis au travers des hormones, elles modifient votre corps**.

– **Comment puis-je changer mes émotions ? Je vis tout le temps sous l'emprise d'émotions négatives.**
– N'essayez pas de les changer. Soyez-en tout d'abord consciente – de leurs effets sur votre corps et votre mental.
– Cela va me frustrer encore plus.
– Non, c'est ce qui va se passer si vous résistez à ces émotions ou si vous essayez de modifier votre environnement externe. Je vous demande d'**observer seulement vos émotions et leurs effets sur vous**. Soyez consciente des sensations qu'elles provoquent sur votre corps et votre mental. Cette simple observation diffuse leur intensité et vous ne vous sentirez plus tendue.
– Cela ne marchera que jusqu'à la pensée négative suivante.
– Non, la conscience de votre corps et de votre esprit a le pouvoir d'éliminer les pensées négatives et également de les prévenir. Puisque vous développez une connaissance des différentes parties de vous, vous devenez moins dépendant de l'opinion des autres.
– Et bien, maintenant je comprends la stupidité de faire confiance aux opinions des autres, n'est-ce pas suffisant de vouloir sincèrement un bébé ?
– Oui, mais vous concevrez un enfant dans un environnement de pessimisme qui affectera son esprit pour le reste de sa vie.
– Je ne peux pas changer les autres.
– Effectivement. Mais vous pouvez minimiser les dommages que cela peut causer à votre enfant, grâce à l'armure de protection de votre propre conscience, qui s'étend aussi au fœtus.

Sa grossesse suivante était normale. Elle prit même un congé parental de six mois, puis travailla pour une autre société française dans laquelle ses compétences linguistiques furent mieux employées.

Si vous choisissez de regarder dans l'abysse du pessimisme, cet abysse vous regardera également comme une victime potentielle. Fuyez la mauvaise compagnie si vous voulez un regard lumineux sur la vie.

La conscience collective et l'état d'esprit de la mère ont une réelle influence lors de la conception. Pour être plus clair, je vais utiliser une analogie.

Imaginez un port, avec sa jetée qui protège la rade de la mer. Les petites vagues de la rade miment encore le rythme de la mer, avec une moindre intensité. La rade n'est pas tout à fait le large, mais la mer y pénètre quand même ; tant que la rade n'est pas totalement coupée de la mer, la mer draine même en partie les saletés du port. Mais, tout comme la mer dépend de ses propres vagues pour sa propreté, la propreté de la rade dépend principalement de l'environnement immédiat et des utilisateurs. L'armure de protection de la jetée minimise l'impact des vagues du large pour que les activités du port puissent s'organiser en paix.

L'esprit individuel capturé dans l'ovule fécondé est comme la rade du port. Il est toujours connecté à l'Esprit Universel comme la rade l'est au grand Large. L'Esprit Universel se renouvelle sans cesse par ses propres flots magnétiques et influence en partie l'état de l'esprit individuel. L'évolution de l'esprit individuel est beaucoup plus affectée par la conscience collective de son environnement proche (de la famille par exemple) ; l'esprit de la mère minimise, comme une armure de protection, les impacts de turbulence sur l'esprit naissant de l'ovule fécondé.

Un esprit individuel a été confiné dans un corps spécifique, pour un rôle spécifique, que dirige la Nature. La force spirituelle de la mère délimite les frontières protectrices au sein desquelles l'esprit individuel peut se développer correctement pour jouer ce rôle. Dans un environnement collectif négatif, les vagues de négativité atteignent l'esprit de l'ovule fécondé, mais avec une moindre intensité, grâce aux barrières protectrices de l'esprit de la mère.

Si vous êtes enceinte, vous ne devez pas vous isoler complètement de votre environnement proche, même s'il est imprégné de conscience négative. Souvenez-vous que cette conscience négative fait toujours partie d'un ensemble beaucoup plus grand, collectif, contenant également de bons éléments. En vous isolant, non seulement vous vous privez, et vous privez également le fœtus, du nettoyage effectué par ces bons éléments, mais vous empêchez aussi l'esprit de votre enfant de développer lui-même, dans le futur, une résilience contre les vagues adverses de la conscience collective négative.

Examinez la différence entre une partie isolée d'un ensemble et l'extension d'un ensemble. Une petite retenue d'eau, créée par l'océan il y a longtemps, mais désormais totalement isolée, est considérée comme une réserve d'eau globale, mais l'océan ne s'y étend plus et il n'existe plus de lien entre eux. Elle reste dépourvue de la force de nettoyage de l'océan. De la même manière, en vous isolant de votre environnement, vous perdez la puissance de l'Esprit Universel ; c'est la notion d'extension et non d'isolation qui vous donne force et optimisme.

Vous pouvez puisez la force et l'optimisme en pensant que l'Univers s'étend en vous, au lieu de vous considérer comme une petite partie isolée. **Même au sein de la pire négativité collective d'un environnement très stressé, vous pouvez vous agripper aux forces positives de la conscience universelle collective**. Il est possible que vous ne ressentiez pas ces forces lorsque vous êtes stressée, car vous êtes trop absorbée à survivre. Une fois que les menaces disparaissent, si vous y réfléchissez bien, vous ressentirez ces ondes positives. Plus tard, je vous guiderai pas à pas grâce à un exercice simple qui vous aidera à discerner ces ondes positives.

Diminuer le stress et faciliter la conception

Maintenant regardons quelques problèmes de fertilité liés au stress, sans pathologie associée. Revenons aux bases de physiologie.

Pour féconder, les spermatozoïdes doivent traverser l'utérus par les trompes de Fallope, tout en gardant suffisamment d'énergie et de mobilité pour pénétrer la couche extérieure de l'ovule. Une fois fécondé, l'ovule doit également avoir suffisamment d'énergie pour s'implanter dans l'utérus. La flore vaginale doit le protéger, sans pour autant être trop acide.

S'il n'est pas bien géré, le stress a des influences négatives sur la conception :

- il modifie le cycle hormonal de la femme,
- il augmente l'acidité de la flore corporelle, y compris celle du vagin,
- il réduit l'énergie vitale et la mobilité des spermatozoïdes chez l'homme.

Si vous voulez être enceinte, il vous faut gérer efficacement votre stress. Une récente étude de l'Ecole de médecine de Harvard aux Etats-Unis a confirmé que le stress est un facteur critique dans la stérilité. Une autre recherche, en 1987, de l'hôpital Deaconess de Boston a montré qu'environ 50% des femmes qui ont suivi des méthodes holistiques de gestion du stress sont tombées enceintes dans les 6 mois, contre seulement 20% qui ne les ont pas suivies.

On sait bien, en physiologie moderne, que le stress puise dans votre réserve d'énergie vitale ; il modifie également la répartition d'énergie dans votre corps. **Face à un objectif important, vous avez dû remarquer que vous semblez être plein d'énergie, mais vous digérez et éliminez mal**. D'où pensez-vous que cet excès d'énergie provient ?

La partie autonome de votre système nerveux comporte deux branches – la branche sympathique qui gère les fonctions de votre corps sous le stress, et la branche parasympathique qui restaure ces fonctions une fois que le stress est passé. On appelle ces deux branches *ida* et *pingala nadis* en *ayurveda*.

Puisqu'il vous faut plus d'énergie pour exercer une activité intense, le système nerveux autonome en envoie plus vers l'extérieur ; c'est ce qui vous donne l'impression d'avoir beaucoup d'énergie. Mais pour y parvenir, il doit puiser celle de certaines fonctions vitales comme la digestion, l'élimination et la circulation, d'où leur souffrance.

Si le stress persiste, la réserve s'épuise, les problèmes deviennent chroniques et le système nerveux autonome n'est plus capable de rééquilibrer les fonctions du corps. L'organisme entier devient moins efficace ; fatigue chronique, respiration courte, mauvaise élimination, faible mobilité du sperme et sommeil perturbé sont parmi les signes les plus communs.

En élevant trop la bile (*pitta* en *ayurveda*), le stress chronique modifie aussi votre biochimie à long terme. Le substrat, y compris les fluides de votre corps, devient trop acide et donc agressif.

La stérilité, elle-même, est un stress supplémentaire. Tous les tests, les prélèvements et les injections qui y sont associés vous affectent et resserrent la corde autour de votre cou, sans parler des rapports sexuels programmés. La détresse et l'ennui modifient vos hormones et les neurotransmetteurs. Ils vous font alors vieillir – vous commencez à discerner les liens entre votre corps et votre esprit, mais dans de tristes circonstances.

Avec toutes ces pressions sur vous, vous ne voulez sûrement pas que je vous conseille un régime. Je vais plutôt me concentrer sur ce que vous pouvez éliminer de votre vie, pour apprécier plus de liberté et laisser les capacités naturelles de votre corps reprendre le dessus, et retrouver ainsi vitalité et fécondité.

Certaines femmes font trop d'exercice et souvent dans des endroits confinés. Cela ne fait qu'augmenter le *feu* dans le corps, ce qui ne favorise pas la grossesse. L'étude de Harvard confirme également que l'exercice intense entrave la fécondité.

Maintenez une activité sportive modérée mais régulière

La marche quotidienne que je vous ai suggérée pour vous rendre au travail, vous évite de consacrer plus de temps à la pratique d'un sport – il s'agit d'ailleurs d'une excuse courante pour ne pratiquer aucun sport. Vous pouvez la compléter par des exercices doux d'étirements à la maison. Je conseille également, le week-end, de faire une heure de marche ou de vélo dans la nature, ce qui fortifiera les éléments *eau* et *terre* de votre corps, réduira le *feu* et facilitera la fécondation.

Le ménage, si vous le faîtes sans frustration, maintient également votre forme.

Améliorez votre sommeil

Inutile de pratiquer des exercices de relaxation intenses pendant une heure. Eliminez juste la musique épuisante dans vos oreilles toute la journée, l'apathie devant la télé après le dîner, et le surf flegmatique sur le net. Cela affecte la partie de votre cerveau qui agit comme un interrupteur pour vous endormir.

Si vous tenez absolument à la méditation, limitez-vous à 15 minutes maximum par jour. La méditation est une technique d'être, plus que de faire. Ne vous forcez pas à atteindre un état préconçu ; votre esprit ne fera que se rebeller. Laissez-vous aller et regardez chaque fois ce que votre esprit vous montre sur vous-même – une douce sensation physique ou une vague de pensées. Cela ne se produit qu'entre vos pensées, c'est-à-dire dans vos moments d'inactivité.

Maintenez des heures de repas et de sommeil réguliers, sans rechercher la perfection. Laissez des plages vacantes dans votre agenda pour vous-même, chaque jour. C'est dur, mais vous pouvez le faire. Vous verrez bientôt ce que cela vous apporte.

Mangez sain et naturel

Evitez les régimes alimentaires qui finalement pèsent sur votre esprit et donc votre corps. Mangez tout ce qui est nutritif, tout ce qui a bon goût, pourvu que ce soit naturel et en petite quantité. On ne devient allergique à un aliment que si on en consomme trop.

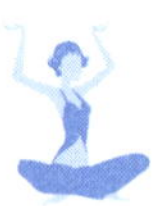

Laissez un quart de votre estomac vide à chaque repas. L'estomac est une grosse poche de muscle qui s'élargit chaque fois que vous le remplissez ; il vous pousse à augmenter les quantités d'aliments les fois suivantes. Si vous sentez que votre estomac est déjà trop grand, pratiquer *Agnisara* le matin pendant quelques minutes.

Un jus de citron chaud à jeun fait bien plus que de revitaliser votre estomac – il va jusqu'à le digérer !! La stimulation temporaire et la chaleur dans votre corps correspondent aux cris de votre estomac et aux réactions neurovégétatives de votre organisme. Evitez-le. Si votre système digestif est trop fatigué et lent, jeûnez régulièrement, mais pas plus d'une demi-journée par semaine, le week-end plutôt. Cette interruption, brève mais régulière, redonnera vie à votre système digestif.

Préférez des aliments naturels (pas nécessairement biologiques), qui sont riches en nutriments, faibles en calorie (graines, légumes, fruits, céréales…) aux plats cuisinés industriels. Mangez les fruits espacés des repas d'au moins deux heures. Préparez vous-même votre petit-déjeuner, dîner, et repas du week-end – c'est un plaisir de s'occuper de soi-même !

Si vous avez grandi en mangeant de la viande, ne vous rebaptisez pas soudain en fanatique végétarien. Si la viande était un grand pêché, le pauvre tigre le paierait chèrement. J'ai vu des tigres vivre en bonne santé, jusqu'à un âge mûr…au moins ceux qui n'ont pas été trop gourmands. Même si la longueur moyenne du colon humain correspond à celle des animaux végétariens, vous ne devez pas changer drastiquement votre régime. Si c'est réellement nécessaire, allez-y progressivement, sur une période d'au moins un an.

La plupart du temps, c'est l'incompatibilité des aliments qui crée de l'acidité et des gaz et non pas les aliments eux-mêmes pris séparément. Mélangez dans un récipient un jus d'orange avec du lait ou du lait et du yaourt ; regardez ce qu'il se produit. Pourquoi le mélange se comporterait-il différemment dans votre estomac, juste parce que vous ne le voyez pas ?

La boisson la plus riche pour la race humaine reste l'eau nature, mais vous n'avez pas besoin de surcharger vos reins, déjà fatigués, par une énorme quantité d'eau et les vider de toutes vos réserves minérales. Limitez la consommation d'eau à un maximum de deux litres par jour. Et n'augmentez pas votre punition par des purgatifs ; laissez votre foie et vos reins communiquer entre eux pour œuvrer naturellement.

Faites confiance à l'intelligence de votre corps pour choisir les bons aliments.

Vous pouvez facilement distinguer entre des besoins normaux et des envies perverses : un besoin normal est biochimique et cesse lorsqu'il est satisfait, par de petites portions ; une envie perverse surgit de l'ennui, se nourrit d'elle-même et est sans fin.

Pour mettre un terme aux envies perverses, vous avez besoin d'une passion, en dehors de votre travail, de votre famille et de vos amis – une passion qui vous absorbe totalement. Inutile qu'elle soit complexe, pourvu que ce soit une activité qui vous ramène « chez vous ».

Si vous êtes constipée

Sachez que la constipation augmente l'acidité et la toxicité du sang. Faites griller 5 à 6 cuillers à soupe d'avoine et 2 cuillers de son de blé ; prenez ce mélange régulièrement pour le petit déjeuner avec un yaourt nature et une pincée de sel. Non seulement, il élimine la constipation, restaure la flore intestinale et purifie le sang, mais il relâchera aussi petit à petit l'énergie dont vous aurez besoin tout au long de la journée.

Si votre constipation est chronique, vous pouvez compléter ce mélange en prenant, avant le dîner, un yaourt nature avec du cumin et de la coriandre légèrement grillés, une cuiller à café de curcuma et une pincée de sel. Sauf avis médical, évitez de purger votre colon avec des purgatifs, à moins que vous ne vouliez qu'il ressemble à long terme à un tube en plastique. Pratiquez plutôt *Kapalbhati* et *Ashwin- mudra,* pour tonifier les muscles du colon et le plexus nerveux qui l'innerve.

Si vous êtes dépendant de café, d'alcool et de tabac

L'étude de Harvard montre qu'une consommation excessive de café, d'alcool et de tabac réduit la fécondité. Selon l'ayurveda, ils augmentent *l'air* et le *feu* dans le corps ce qui fait baisser *l'eau* et la *terre*, nécessaires à la fécondation. Evitez ces dépendances au maximum ; réservez-les seulement aux évènements sociaux.

Vous pouvez fabriquer des hormones de plaisir, sans effets secondaires, avec *Anulom-vilom* ou tout simplement en respirant lentement, profondément et en rythme régulier. Faites-les régulièrement ; ils feront bientôt partie de vous, même dans les transports en commun.

Un moment de silence, après une dure journée de travail, est un luxe. Le fait de trop parler surstimule la thyroïde, proche des cordes vocales. Vous devenez alors hyperactif – vous avez envie de faire une multitude de choses d'un seul coup ; votre dialogue mental interne ne cesse jamais. Cela épuise rapidement votre énergie et vous ne vous reposez pas vraiment pendant votre sommeil.

Avoir envie d'un enfant et se mettre la pression pour en avoir sont des états bien différents. Alors que le premier apporte des changements favorables à votre système nerveux et endocrinien, le dernier les inhibe. Eloignez-vous de cette pression. Pensez à l'adoption comme une possibilité viable ; **laissez respirer votre corps et votre esprit**.

Ne vous lamentez pas sur votre malheur avec vos proches. Pour pouvoir vous donner un vrai conseil personnalisé, un conseil qui apaisera votre corps et votre esprit, on doit prendre le temps d'aller au fond de vous. Ce n'est pas impossible ces jours, mais rare. Vous courez le risque de recevoir des conseils banals, tout prêts, qui peuvent vous faire rechuter. Remplacez ces séances de lamentation par des programmes d'aide pour les futurs parents, organisés par des vrais professionnels. Ils renforceront votre intention et votre optimisme.

Restez entourés d'enfants ; cela ravivera vos intentions et vous fera également redécouvrir l'enfant qui est en vous. Vous avez également des leçons de spontanéité à tirer des enfants ; je vous donne un exemple.

> En écrivant ce livre, un après-midi, je me sens frustré. J'ai plusieurs idées sur le papier, devant moi, mais ne peux décider dans quel ordre les placer. Je ne me satisfais d'aucun ordre en particulier, mais pourtant, chacun d'entre eux semble mieux que les autres.
>
> Je réalise alors que je suis pris dans un cycle de perfection fastidieuse et de perte d'énergie. J'abandonne mon travail et me dirige vers un square près de chez moi, où je vais habituellement avec ma fille de six ans.

C'est un long week-end à Paris. Le square est presque vide, excepté une petite fille qui joue seule et son père sur un banc, qui envoie des SMS. Ma fille me manque soudain ; d'habitude, dans de telles situations perplexes, elle trouve rapidement une solution efficace. Je m'assois, perdu dans mes pensées.

– Tu es un papa ? La petite fille est en face de moi maintenant, et me parle.
– Oui, je lui réponds, surpris par sa question.
– Où est ton enfant ?

Puis, je comprends ce qu'elle veut.

– Tu veux jouer avec ma fille ? je demande.
– Oui.
– Mais elle n'est pas là aujourd'hui.

Elle se tourne et s'en va. Je me sens triste un moment, puis retourne à mes doutes frustrants.

– Tu peux jouer avec moi ? C'est elle, encore une fois, avec un visage implorant.
– Et bien…je ne pense pas. Je regarde son père, toujours avec son portable. Il acquiesce d'un sourire.

Allez, on y va. Après plusieurs poursuites et plusieurs parties de cache-cache, elle s'assoit et sort de son petit sac-à-dos une boite de jeu. Je suis allergique aux jeux d'enfants, car je les trouve souvent trop fastidieux, mais je fais avec. Elle met des objets dans une boite, puis, après les avoir secoués, elle les laisse tomber sur un plateau. Les objets prennent une forme spontanément et nous devons imaginer à quoi ils peuvent ressembler. Aussi étrange que cela puisse paraître, la forme a toujours une cohérence.

En rentrant dans mon cabinet, j'écris chacune des idées sur un petit morceau de papier que je plie ensuite. Puis, je mets ces papiers dans un bol et, les yeux fermés, je les tire un par un. L'ordre créé par ce tirage au sort dessine un schéma très intéressant et justement ce que je voulais dire !

Problèmes énergétiques de la conception

Une bonne hygiène de vie, chez une femme en bonne santé, n'ayant pas de pathologies de stérilité, peut enrayer les influences nuisibles du stress, accroître l'énergie vitale et maximiser les chances de conception.

Ces habitudes doivent être gardées pendant la grossesse et pendant la période post-natale, à la fois pour la santé de la mère et du fœtus et celle du bébé. Regardons maintenant certains besoins particuliers dans le cas suivant.

Une femme d'affaire de 36 ans, cadre dirigeant dans une société européenne de transport, vient me voir car « son cerveau ne s'arrête jamais de parler ». Son pouls radial pour *vata* est rapide et faible, indiquant une hyperactivité du cerveau et une baisse de son énergie vitale, *prana*. Son sixième *chakra* est débordant d'énergie alors que le second n'en a pas assez. Les méridiens associés à ses systèmes urinaire, génital et de menstruation sont déficients. Cela fait deux ans qu'elle essaie d'avoir un enfant.

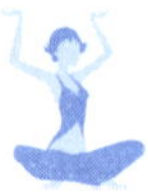

La technique de relaxation consciente de yoga, *Shavasana*, est parfaite pour stopper le dialogue interne du cerveau et le relâcher pleinement. Elle divertit l'attention vers les mouvements subtils du corps. Avant d'arriver à cet exercice, regardons quelques notions de base des fonctions physiologiques du cerveau.

La partie supérieure de notre cerveau, principalement le cerebrum, analyse, planifie et raisonne, autrement dit, elle dirige le travail intellectuel, alors que la partie inférieure, l'hypothalamus et le bulbe rachidien, dirige les activités inconscientes, comme la digestion, l'élimination, la circulation et la régulation thermique. Ces deux parties ont cependant une influence mutuelle.

Dans des conditions normales, le bombardement d'impulsions intellectuelles de la partie supérieure n'interfère pas dans notre équilibre, c'est-à-dire sur la capacité de notre cerveau inférieur à autoréguler les fonctions de notre corps. Le cerveau retrouve son équilibre pendant le repos. Mais, lorsque l'intensité de ce bombardement est trop élevée, le cerveau ne peut plus trouver le point « zéro », tout comme un enfant trop fatigué ne peut trouver le sommeil.

La partie supérieure hyperactive prend le dessus sur la partie inférieure et altère sa capacité à maintenir l'équilibre fonctionnel. La digestion, la circulation, l'élimination, la régulation thermique et le rythme de respiration se dégénèrent alors à long terme. L'énergie vitale est altérée ainsi que la capacité à féconder.

Pour parer l'hyperactivité du cerveau supérieur, il vous suffit d'arrêter complètement pendant quelques minutes. Malheureusement, sous le stress, vouloir contrôler volontairement son cerveau pour l'arrêter, est aussi efficace que de demander à un enfant hyperactif de se calmer. En revanche, vous y parviendrez par le confort physique. Au lieu de forcer votre esprit à s'arrêter, divertissez plutôt votre attention sur des sensations physiques, progressivement, des plus perceptibles aux plus subtiles.

A chaque fois que vous sentez que votre cerveau se précipite, que ce soit au travail ou à la maison, arrêtez tout et asseyez-vous les yeux fermés un moment. **Observez les flux de votre respiration** ; puis sentez les battements de votre cœur. Inspirez ensuite profondément en comptant jusqu'à 4 et expirez jusqu'à 8 ; répétez cela plusieurs fois.

Utilisez la respiration de votre poitrine au lieu de celle de l'abdomen. Rien n'est prévu dans votre abdomen pour renouveler l'air ; votre corps n'envoie jamais d'air dans cette zone de toute manière, même si vous exécutez des techniques de respiration abdominales complexes. La respiration abdominale ne fait que baisser la cage thoracique et réduit votre capacité de respiration. En revanche, la respiration profonde de la poitrine fait fonctionner les alvéoles supérieures de vos poumons, qui restent normalement oisives lors des respirations courtes dans les moments de stress.

Votre respiration ainsi que votre esprit se calmeront en quelques minutes avec ce rythme. Ensuite, respirez de nouveau naturellement et observer le rythme des vagues de respiration, elles viennent d'elle-même. Dirigez votre attention sur les montées et descentes de votre poitrine et sentez l'air qui entre et qui sort pendant quelques minutes encore. Laissez votre esprit divaguer comme il le souhaite ; n'essayez pas de le diriger nulle part.

Pendant les périodes d'activités intensives de la journée, ce petit repos occasionnel de votre cerveau empêche son dialogue hyperactif. Vous pouvez compléter cet exercice à la maison par l'exercice suivant, pendant 10 à 15 minutes maximum, en prévention.

Commencez le même exercice, allongée dans un coin tranquille et sombre chez vous (jamais sur votre lit), de préférence après avoir fait toutes vos tâches obligatoires et après une douche fraîche. Mettez le bout de vos pouces sur celui de vos index. Après quelques secondes, vous ressentirez les pulsations digitales, certainement plus fortes d'un côté.

Inspirez en comptant jusqu'à 4 et expirez en comptant jusqu'à 8, sentez la légère friction d'air dans votre nez et remarquez que l'air de l'inspiration est plus frais que celui de l'expiration. Le pouls digital devient plus fort.

Maintenant, commencez par ressentir chaque partie du corps progressivement –voyagez mentalement vers cette partie, imaginez son expansion et sa contraction lors de la respiration et laissez-vous aller. Vous relâcherez alors les profondes tensions nerveuses de ces parties, celles que votre système nerveux a ancrées dans les fibres de vos muscles et des tissus organiques à cause du stress.

A certains endroits, vous ressentirez plus de résistance à cause des émotions stagnantes, et votre esprit s'échappera. Ne vous inquiétez pas, laisser votre esprit divaguer et suivez-le. Il reviendra lorsqu'il en aura besoin.

Bientôt, vous allez commencer à voir des vides dans vos pensées, des blancs où rien ne se passe. Vous saurez alors que votre cerveau est au vrai repos. Vous serez dans un état de repos éveillé. Vous vous reposerez, mais resterez alerte – vous ne devez pas vous fixer sur quelque chose en particulier, mais vous êtes conscient de tout ce qui se passe à l'intérieur et à l'extérieur de votre corps. Votre cerveau supérieur n'est pas occupé et il relâche son emprise sur le cerveau inférieur qui peut rétablir « le point zéro » de votre organisme.

Cet exercice redonne à votre corps et à votre esprit leur vitalité, pour faire face aux défis de la vie. Ne recherchez pas la même expérience chaque fois que vous faites cet exercice ; laissez votre esprit et votre corps vous surprendre. Vous allez vous découvrir : vous acceptez vos qualités, vos fragilités et ainsi renforcez votre estime et votre amour-propre.

Lorsque vous essayez d'écouter votre for intérieur, ne le faites pas avec une musique new age ou des bruitages de nature ; sinon, cet exercice se transformera en refuge contre le monde réel, et vous serez encore plus fragile.

Dans l'étude de cas, la femme d'affaire a également besoin de diriger l'excès d'énergie de son sixième *chakra* vers le second. Sous un état méditatif naturel comme celui décrit, cela devient facile. Visualisez simplement ce surplus d'énergie qui descend vers votre abdomen.

L'intention a le pouvoir de modifier le champ magnétique de votre corps et d'envoyer votre énergie nerveuse vers la destination souhaitée. Vous ressentirez une douce chaleur dans votre ventre.

Puis, soyez consciente de votre pubis et de votre périnée ; dirigez cette énergie vers eux. Vous ressentez alors sa diffusion, sa richesse et sa chaleur, dans votre bassin, puis dans la région du pubis et du périnée.

Le cas de cette femme d'affaire est très commun parmi les femmes actives. Les deux autres cas suivants illustreront des besoins spécifiques.

Etude de cas III

Une jeune femme italienne vient me voir, parée de bijoux orientaux extravagants. Son mari et elle voulaient avoir un enfant, mais après avoir perdu son travail, son mari est devenu soudainement impuissant. Pour le remettre sur les rails, elle a essayé des bottes en cuir, à talon, de la lingerie sexy et autres jouets sexuels ; rien ne marche. Un ami lui a parlé de positions incroyablement propices à la fécondité, tirées du Kama Sutra ; elle vient voir un spécialiste *ayurvédique* !

Les hindous sont malins : ils écrivent des théories sur le sexe et laisse leur interprétation et leur pratique aux autres. Du moins, cela a toujours été ma profonde suspicion, après plusieurs expériences comme celles-là.

Blague mise à part, le *Kama Sutra* ne recommande pas de positions sexuelles qui garantissent totalement la fécondité. Les textes de yoga classiques recommandent des protocoles pour surmonter l'impuissance et l'éjaculation précoce. Revenons à la physiologie.

Dans la plupart des cas, ces problèmes surgissent après un traumatisme psychologique, un choc physique sur le coccyx ou le bas du ventre, une fatigue et une dépression chronique, ou une masturbation fréquente qui affaiblit les plexus qui innervent et irriguent les tissus génitaux masculins.

Pour parvenir à l'érection, les tissus érectiles doivent tout d'abord recevoir un afflux de sang. Une tension émotionnelle peut bloquer le flux sanguin dans le pénis.

Si l'homme est conscient de sa déficience, la lingerie sexy et des positions sexuelles complexes ne feront qu'augmenter son anxiété.

Une fois que le sang est parvenu dans le pénis, il lui faut des impulsions nerveuses pour l'empêcher de le faire sortir et maintenir l'érection. Encore une fois, une tension émotionnelle ou une faiblesse des plexus inférieurs peut tout faire échouer.

Dans tous les cas, le réconfort est primordial ; évitez toute pression supplémentaire de résultat.

Pour que le sperme soit suffisamment chargé d'énergie féconde, l'excitation sexuelle d'un homme doit rester élevée et stable, pendant au moins 7 à 10 minutes avant l'éjaculation. Dans les cas d'éjaculation précoce et d'impuissance, la femme peut aider l'homme en pratiquant *Ashwini-mudra* pendant les rapports.

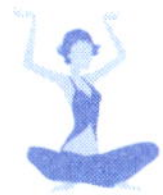

Elle doit rester elle-même et aider son partenaire à se détendre, par des caresses rassurantes, des massages doux, qui deviennent progressivement un contact corporel complet. C'est souvent suffisant pour une érection minimale qui rend la pénétration possible. Après la pénétration, la femme doit garder une position simple qui contracte son vagin ; par exemple, une position classique, sur le dos, les genoux repliés et joints sur sa poitrine ou elle, au dessus, assise sur ses pieds plutôt que de rester agenouillée. L'homme ne doit pas bouger, mais se détendre.

Puis, sans bouger, la femme inspire profondément tout en contractant son anus, retient son souffle et tient la contraction de l'anus quelques secondes, puis expire en relâchant l'anus. Le pénis est ainsi massé doucement, ainsi que le vagin ; ce massage en complément des impulsions neurales des parois du vagin durcira l'érection.

Au début, la femme doit faire attention à ne pas exercer trop de pression. Dans des cas extrêmes de fragilité d'érection, la femme devra inverser le rythme de respiration – expirer en contractant l'anus et inspirer en le relâchant.

Si le risque d'éjaculation précoce n'est pas présent, le couple peut continuer le rapport normalement. Sinon, la femme doit continuer pendant 7 à 10 minutes. Lorsque l'hommc arrive aux prémisses de l'éjaculation, la femme peut stopper l'éjaculation en contractant fortement son anus, ce qui contracte aussi le vagin à la base du pénis.

Nombre de mes clientes ont aidé leurs partenaires à surmonter leurs problèmes par cette technique simple et ont résolu le problème majeur de leur stérilité.

L'échange de l'énergie masculine et féminine crée également un lien spirituel fort dans le couple – ce qui est nécessaire lorsque des doutes commencent à prendre racine dans une relation.

Etude de cas IV

Une femme d'affaire proche de la trentaine, issue d'une petite ville du Sud de la France, est venue me voir pendant un certain temps. Durant la séance, elle parle, timidement, de son problème avec son mari qui les empêche d'avoir un enfant. **Il perd son érection en moins de deux minutes.** Elle veut le faire venir la fois suivante.

Il vient me voir, plutôt en colère. Selon lui, le problème vient d'elle : à chaque tentative de rapport, **elle a des contractions, douloureuses** pour lui, qui rendent la pénétration impossible.

Il s'agit d'un cas extrême, mais les contractions douloureuses, dans une certaine mesure, concernent de nombreuses personnes. Comme précédemment, les causes peuvent provenir d'un traumatisme psychologique soudain, d'une blessure au coccyx ou au bassin, d'une vieille histoire d'abus. Les muscles du bassin deviennent hypertoniques et cela rend la pénétration difficile ou douloureuse.

Evidemment, la femme doit pouvoir se détendre, et la patience et le réconfort de l'homme sont d'or. Les techniques de relaxation du cas précédent peuvent être utilisées par l'homme pour l'aider à lâcher prise, avant le rapport. En plus, l'homme doit pénétrer par étape progressive.

Au début de la pénétration, il doit rester immobile pendant quelques secondes ; puis au lieu de forcer, il peut utiliser les pulsations de son pénis pour ouvrir le vagin petit à petit. Pour ressentir ces pulsations, il doit retenir son souffle et contracter ses sphincters anaux en rythmes lents mais variés qui feront rentrer son pénis dans le vagin.

Si les contractions commencent et deviennent progressivement plus fortes, abandonnez ce processus pour la journée. Petit à petit, l'intensité et la fréquence des contractions diminueront.

La femme peut également pratiquer *Utkatasana* deux fois par jour. La posture va étirer mécaniquement les muscles du canal vaginal, mais ce n'est pas tout. Les muscles profonds du bassin se rejoignent et forme un diaphragme pelvien, riche en terminaisons nerveuses. La respiration profonde rythmique utilisée dans cet exercice va également apaiser ces nerfs et normaliser le tonus de ces muscles. Il s'agit d'un processus lent ; la patience et la douceur avec ces muscles sensibles sont de rigueur.

Certaines femmes ont le problème inverse après l'accouchement. **Les muscles vaginaux ou les muscles profonds du bassin deviennent hypotoniques, empêchant la contraction vaginale et les sensations durant le rapport sexuel.** Il est très facile de corriger cela par la pratique *d'Ashiwini-mudra* deux fois par jour, chaque fois pendant 2 minutes, pendant quelques semaines.

Certains de mes clients me demandent s'il existe des techniques spécifiques d'*ayurveda* pour avoir un garçon ou une fille.

Effectivement, elles existent selon l'*ayurveda* et le *tantra*, mais je ne sais pas dans quelles mesures elles sont fiables. Personnellement, je laisserais à la Nature le choix de décider car c'est l'attitude la plus saine pour le couple et pour l'enfant à venir.

Ces techniques ont été proposées par d'anciens sages en Inde.

L'ayurveda conseille des rapports les 4e, 6e, 8e, 10e, 12e, et 16e jours après le premier jour des règles pour un garçon et les 5e, 7e, 9e et 11e jours pour une fille.

Le *tantra* associe la narine droite à l'énergie masculine et la narine gauche à l'énergie féminine. Par conséquent, pour avoir un garçon, les deux partenaires doivent se boucher la narine gauche pendant le rapport dans une position classique ; pour une fille, la narine droite. Si ce n'est pas confortable de se boucher les narines, essayez la position qui suit.

La position allongée sur le côté gauche facilite l'ouverture de la narine droite, grâce à la pression des ganglions sympathiques sous le bras, qui provoquent la vasoconstriction de la narine droite. Par conséquent, si les deux partenaires s'allongent sur leur côté gauche, l'homme derrière la femme, l'énergie masculine domine dans chacun d'eux. Si vous vous allongez sur la droite, ce sera l'énergie féminine.

BIEN VIVRE VOTRE GROSSESSE

L'évolution dans l'utérus : le développement du fœtus et de son esprit

Premier trimestre

En trois jours environ, l'ovule fécondé forme une masse de cellules, pénètre dans l'utérus et s'implante sur ses parois à la fin du 7e jour. La période pré-embryonnaire continue jusqu'au 14e jour, c'est le développement des couches des cellules primaires.

La phase embryonnaire se déroule de la 3e à la 8e semaine. Durant ces six semaines, les changements les plus significatifs sont les suivants : formation des membranes extra-embryonnaires, du placenta et des systèmes organiques du corps.

A la fin de la 4e semaine, les bras, les jambes se dessinent, le cœur se forme et commence à battre et le schéma de tous les organes se met en place ; l'embryon mesure environ 6 mm.

A la fin de la 8e semaine, la tête devient presque aussi grande que le corps, les principales zones cérébrales sont déjà présentes, l'ossification commence, les bras et les jambes se distinguent, les vaisseaux sanguins se forment et le système cardiovasculaire devient complètement fonctionnel, le foie s'agrandit ; l'embryon mesure 25 à 30 mm et pèse environ 1 g.

La masse cellulaire est masculine si elle a la forme d'un ballon, et féminine si elle est allongée. Chez la mère, si son œil droit s'ouvre plus grand, si son pouls digital droit domine, elle a de forte chance de donner naissance à un garçon.

La phase de développement la plus critique est la période embryonnaire, c'est-à-dire au moment où tout le travail de différentiation des tissus et la formation des organes se déroule.

Une femme enceinte doit faire attention à son alimentation et à son rythme de vie. L'énergie post-digestive de l'alimentation de la mère a un impact énorme sur la formation de la personnalité de l'enfant, dès cette phase.

Par exemple, l'énergie post digestive du café est chaude et dynamique. Une consommation modérée de café favorise ces qualités chez l'enfant, mais une consommation excessive de café va pousser l'enfant vers l'hyperactivité et les troubles inflammatoires.

De la même manière, l'énergie post-digestive du yaourt est rafraîchissante et douce. Une consommation modérée de yaourt maintient non seulement la flore intestinale, mais renforce également l'immunité et le calme chez l'enfant ; une consommation excessive va créer des congestions et ralentir le développement physique et mental de l'enfant.

La période fœtale commence à la 9e semaine et continue jusqu'à la naissance, vers la 39e semaine. C'est principalement une phase de croissance et de maturation ; le fœtus est moins vulnérable que l'embryon.

Les cinq éléments, à la base de la croissance et du développement du fœtus, sont les suivants : *l'air*, pour le développement des cellules et pour la circulation des nutriments, de l'oxygène et des signaux nerveux ; le *feu* pour la digestion, *l'eau* pour l'hydratation et l'alimentation ; la *terre* pour la forme ; *l'éther* pour l'espace de croissance.

A la fin de la 12e semaine, le foetus mesure environ 75 mm et pèse entre 10 et 45 g. Les traits du visage sont présents, les ongles se développent sur les doigts des mains et des pieds. Les parties génitales externes apparaissent. Le fœtus peut avaler et digérer le liquide amniotique ; il commence à bouger, l'urine se forme.

Les organes sensoriels et moteurs ainsi que l'esprit se développent durant cette période ; le fœtus ressent déjà la douleur et le plaisir.

Le fluide sexuel du père joue non seulement un rôle important dans le développement des cellules cérébrales, mais il fournit aussi un environnement optimal pour la croissance du fœtus. Des rapports sexuels réguliers sont nécessaires pendant la grossesse.

Deuxième trimestre

Tous les organes et toutes les parties du corps se développent simultanément.

Si le côté gauche du ventre de la mère est proéminent, il est probable que ce soit une fille. Hippocrate disait également que le foetus masculin est à droite et le foetus féminin à gauche.

La position du fœtus, à droite ou à gauche, ajoute une tension supplémentaire et peut donner des douleurs de côté dans le dos et une scoliose à la mère.

A la fin de la 16e semaine, les traits du visage sont déjà bien formés, des cheveux apparaissent sur la tête et les articulations se forment. Les besoins de croissance du fœtus se manifestent chez la mère par des envies redoublées. La femme enceinte commence à ressentir des lourdeurs dans les membres. Tous les systèmes organiques sont en place ; le fœtus mesure environ 140 mm et pèse de 60 à 200 g.

A la fin de la 20e semaine, il mesure environ 190 mm et pèse de 250 à 450 g. Il est couvert d'un fin duvet et on peut voir des sourcils. Les vaisseaux sanguins et les muscles grossissent rapidement ; la mère ressent une faiblesse et une lourdeur dans le corps entier. Toutes les facultés du mental se développent et la conscience se manifeste encore plus. La colonne devient proéminente.

Entre la 16e et 18e semaine, la mère sent le fœtus bouger dans son utérus. C'est un excellent indicateur de santé du bébé. Le fœtus est totalement dépendant de sa mère pour l'oxygène et les nutriments, qui sont diffusés au travers des membranes du placenta. Le dioxyde de carbone et les résidus circulent, entre le fœtus et le sang maternel, par les vaisseaux sanguins du cordon ombilical.

Le placenta est une structure unique et hautement spécialisée qui exerce des fonctions fondamentales durant la grossesse. Composé de tissus de la mère et de l'enfant, il constitue non seulement un point d'ancrage structurel mais aussi un organe excrétoire, respiratoire et endocrinien. Le tissu placentaire sépare le sang maternel du sang du fœtus pour ne pas les mélanger.

Malheureusement, des substances toxiques comme l'alcool et des organismes infectieux peuvent traverser cette barrière et atteindre le fœtus. Le virus de la rubéole peut facilement passer et provoquer de graves défauts de développement du fœtus. Même en quantité limitée, le tabac et l'alcool sont nuisibles car ces substances nocives peuvent passer cette barrière et former des anomalies au niveau de la tête ou du poids de naissance, un retard mental ou même la mort fœtale.

A la fin de la 24e semaine, le foetus mesure environ 220 mm et pèse 500-800 g. Son visage, son nez, ses oreilles, son caractère, ses cheveux, ses os, ses tendons et ses vaisseaux sanguins sont tous proéminents. La croissance rapide du fœtus engendre une perte de force et d'appétit chez la mère. La peau du fœtus est rougeâtre à ce stade, car le manque de tissu adipeux rend le sang des capillaires visible.

Les *cinq éléments* continuent de jouer un rôle crucial dans ce développement. *L'éther* se manifeste dans les cavités : la bouche, le nez, l'appareil gastro-intestinal et respiratoire, l'abdomen, le thorax, les capillaires, les vaisseaux lymphatiques, les tissus et les cellules. *L'air* se manifeste dans les mouvements des muscles, les pulsations du cœur, l'expansion et la contraction des poumons, les mouvements de l'estomac et des intestins. Le *feu* est présent dans le système digestif, dans les cellules du cerveau sous forme d'intelligence, dans la rétine sous forme de perception de la lumière. *L'eau* se manifeste dans les sucs digestifs, les membranes des muqueuses, dans le sang, l'urine et tout autre fluide ; la *terre* dans les os, le cartilage, les ongles, les muscles, les tendons, la peau et les cheveux.

L'*ayurveda* fait référence à 7 structures de membranes embryonnaires, *kalas*, qui supportent et génèrent plusieurs tissus :

- *Mamsadhara*, qui crée les vaisseaux sanguins, les tendons et les ligaments, les nerfs et les canaux d'énergie,
- *Raktadhara*, qui produit le sang dans le foie, la rate et dans les vaisseaux,

- *Medodhara*, qui génère les tissus gras de l'abdomen et la moelle des os,
- *Sleshadhara*, qui dessine les membranes protectrices des articulations
- *Purisadhara*, qui dresse les parois internes du gros intestin
- *Pittadhara*, qui fonde les parois internes de l'estomac et de l'intestin grêle.
- *Sukradhara*, qui façonne les tissus reproductifs.

Les humeurs et leur essence biologique (la quintessence des humeurs) de la mère jouent un rôle important dans le développement du fœtus.

Les poumons et le cerveau sont affectés par le *vata* du sang. Sa quintessence, ***prana***, a une influence sur les mouvements des poumons, du cœur et des signaux nerveux dans le système nerveux central et périphérique.
Le foie et la rate sont affectés par le *pitta* du sang. Sa quintessence, ***teja***, influe sur l'appétit et l'intelligence.
Le *kapha* du sang affecte la langue, les appareils digestifs, l'élimination et la reproduction ainsi que le coeur, les vaisseaux, les nerfs, les muscles, la peau, les cheveux, les os et le tissu adipeux. La quintessence de *kapha*, ***oja***, joue sur l'immunité du fœtus.
Le *prana*, activé par *teja,* affecte la séparation des muscles, la différentiation des organes et la création de 16 canaux d'énergie, les *srotas*.

Le régime alimentaire et le style de vie de la femme enceinte influencent donc ses humeurs biologiques et leur quintessence, et sont déterminants pour le propre développement du fœtus.

L'ego, l'intelligence et le mental – les trois éléments de l'esprit – même s'ils sont créés au début, évoluent suivant l'esprit des deux parents et l'état de la conscience collective de l'entourage.

La force des trois essences de la mère – *prana, teja,* et *oja* – détermine la résistance de l'esprit de la mère et de celle du foetus face aux influences négatives de la conscience collective.

Dernier trimestre

A la fin de la 28e semaine, le fœtus mesure environ 260 mm et pèse 900-1300 g. Il peut ouvrir les yeux, il serait capable de survivre tout seul, mais le taux de mortalité serait élevé. Pour un garçon, le scrotum se développe et les testicules commencent leur descente.

Le septième mois, les fonctions physiologiques assurées par *vata, pitta,* et *kapha* atteignent leur maturité :

- *Vata* achève sa division cellulaire dans le système nerveux central et périphérique pour prédisposer les poumons à la respiration et les intestins à leurs mouvements, et pour préparer la connexion entre le cœur et les poumons qui se déclenchera à la naissance.

- *Pitta* achève sa division cellulaire dans l'intestin grêle et l'estomac pour la digestion ; dans le foie et la rate pour la production de cellules sanguines avant la naissance et la fabrication de la bile et des cellules immunitaires après la naissance ; dans le cerveau et le cœur pour la compréhension et les émotions ; dans les yeux pour la perception visuelle ; dans la peau pour la régulation thermique.

- *Kapha* achève sa division cellulaire dans l'estomac et l'intestin pour la digestion, l'assimilation et la protection ; dans le coeur et les poumons pour les émotions ; dans la bouche pour le goût ; dans le cerveau pour la mémoire et les neurotransmetteurs ; et dans les articulations pour leur protection.

A la fin de la 32e semaine, le foetus mesure 280-300 mm et pèse 1,4 - 2,1 kg. La peau du visage rougeâtre se teinte en rose. Chez le garçon, les testicules achèvent leur descente dans le scrotum.

Au huitième mois, *oja, teja,* et *prana* se développent davantage, même s'ils sont présents depuis le tout début.

Oja, l'essence de la vitalité et de l'immunité, quintessence de *kapha*, combat le vieillissement, le déclin et la maladie,

Teja, l'essence de *pitta*, se présente dans l'intelligence cellulaire sous forme d'ADN (*pithara agni*) ; elle transforme tout en expériences et assure la programmation ordonnée des changements dans l'évolution du fœtus,

Prana, l'essence de *vata*, sous forme de mouvements subtils, régule *oja* et *teja* dans toutes les cellules du foetus.

Les trois essences, de la mère et du père, parviennent jusqu'au foetus par le cordon ombilical ; d'où l'importance de l'hygiène de vie des parents, de rapports sexuels réguliers et d'une bonne harmonie spirituelle durant la grossesse.

Après 32 semaines de gestation, le bébé peut naître ; le fœtus est physiologiquement mature, mais il doit encore grandir. Sa peau devient douce et pleine car un surplus de graisse s'accumule dans les tissus sous-cutanés ; il perd son duvet.

Après la 39e semaine, le foetus mesure 310-360 mm et pèse 2,2 - 3,4 kg ; on le considère à terme et prêt pour la vie extra-utérine. Quelques semaines avant la naissance, il oriente sa tête en bas.

Soins pour la femme enceinte

Les problèmes communs de la grossesse
et leurs solutions par le yoga et l'hygiène de vie

Etude de cas V

Mireille, une cliente de longue date, m'annonce la bonne nouvelle après les vacances d'été. Elle est enceinte de six semaines maintenant et elle veut s'assurer qu'il n'y a pas de contre indications à suivre des séances *ayurvédiques*.

– Tout va bien ? Qu'est-ce que votre gynécologue dit ? je lui demande.
– Il est pour… dit-elle, enthousiaste. Et je suis impatiente de revenir, cela fait si longtemps.
– Ressentez-vous les symptômes ?
– Comme des nausées et ce genre de choses ?
– Oui, ou des douleurs dans le ventre ou le bas du dos ?
– Non, juste une fatigue et je suis émotive, en fait.

Au début de la grossesse, de nombreux changements hormonaux se produisent et provoquent des gênes physiques et mentales ; les massages relaxants *ayurvédiques* peuvent soulager ces gênes, maintenir les fonctions organiques et apporter un soutien émotionnel.

Par exemple, des techniques sur les méridiens et les *chakras* stimulent la production d'endorphine, un remède naturel contre la douleur et baissent le niveau des hormones du stress chez la mère qui affectent le fœtus.

– Qu'est-ce qui provoque cette fatigue ? demande-t-elle.

– Surtout au début de la grossesse, l'activité des glandes endocrines – des surrénales, de la thyroïde, des parathyroïdes, de la pituitaire, des ovaires et du placenta – augmentent en même temps que le tonus parasympathique domine dans le système nerveux autonome.

– Waouh ! C'est quoi ce sympathique ?

– C'est une partie de notre système nerveux qui assure les fonctions automatiques de notre corps, comme la digestion, le sommeil, la respiration, les battements du cœur, et la circulation. Vous n'êtes pas consciente de ces fonctions car elles sont assurées par la partie autonome du système nerveux. Il a deux branches : sympathique et parasympathique. C'est la branche parasympathique qui domine pendant la grossesse.

– Et que se passe-t-il ?

– Vous avez des somnolences, vous vous sentez léthargique, vous manquez de volonté…etcetera. Vous pouvez aussi vous sentir souvent irritable et impatiente à cause de la suractivité des surrénales.

– Qu'est-ce que je peux faire ? Dans mes cours de yoga, on m'a dit de faire *Kapalbhati, Surya-vedan, Ustrasana, Shashangasana* et *le Salut du soleil.*

– Bien. Ce changement parasympathique de votre système nerveux autonome a une utilité pour votre grossesse ; par exemple, il s'oppose à l'adrénaline, pour que vous n'ayez pas réellement à le faire. Faîtes attention lorsque vous pratiquez des protocoles de yoga. Vous voulez juste relancer doucement votre métabolisme, votre système nerveux et endocrinien. Veillez à ne pas trop vous stresser.

– Comment pouvez-vous vous stresser en faisant du yoga ? Cela parait étrange.
– Si vous dépassez vos limites naturelles, et que vous ressentez une douleur en faisant du yoga, vous finissez par sécréter plus d'adrénaline, et cela affecte le fœtus.
– Comment dois-je modifier ces exercices alors ?
– Evitez les efforts et les étirements excessifs. Vous devriez être capable de garder la posture, sans douleurs, pendant au moins une minute. Cette pratique douce du yoga vous aidera également à apaiser vos émotions.

– Oh oui, j'en ai besoin. J'ai des pics d'anxiété le soir – je m'inquiète pour des banalités, je ressens une oppression dans la cage thoracique et j'ai l'impression de ne pas avoir assez d'air.
– Cela arrive lorsque les éléments *eau* et *terre* s'affaiblissent, tout d'abord au niveau des méridiens de la vessie, des reins, de la rate et de l'estomac. Je vais regarder ça. Mais votre diaphragme et votre périnée ne doivent pas être tendus. Pratiquez *Ashwini-mudra, Ardha-matsyendrasana, Surya-vedan,* et *Uddiyana.*

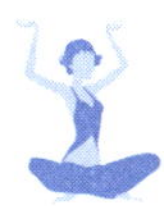

– Et la colère ? Je ressentais de la colère au fond de moi, il y a quelques jours.
– Vous voulez dire que vous trouviez sans cesse des fautes aux autres ?
– Oui, et j'avais la gorge serrée, qui brûlait mon corps et ma tête…
– Cela vient de l'activité surrénale intense et de l'augmentation de *pitta* dans le sang. Il faut calmer les méridiens du foie, de la vésicule biliaire, du cœur et du péricarde. Pratiquez *Sheetaly, Chandra-vedan, Ujjai,* et *Bhramari,* si vous ressentez de la colère. Cela se produit souvent avec le type d'anxiété que vous avez mentionné.

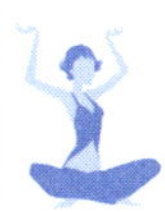

– Non, le sentiment de colère, c'était avant la phase d'anxiété. Je suis parfois mélancolique aussi, je sens du vide dans la poitrine, je me sens abandonnée, déconnectée, comme si personne ne se souciait de moi. Cela se passe la plupart du temps lorsque mon mari n'est pas là.

– Vous avez besoin de détendre le diaphragme, d'évacuer l'air vicié de vos poumons et les remplir d'oxygène. *Kapalbhati, Uddiyana, Bhastrika, Bhujangasana, Matsyasana,* et *Om chanting* sont parfaits. Le chant du *om* va aussi améliorer votre sommeil.

– Je dormais trop au début.

– C'est normal – le corps a besoin de s'ajuster aux changements hormonaux et nerveux. Couchez-vous tôt et levez-vous tôt. Faîtes une marche dehors le matin, en respirant en rythme ; cela stimulera votre métabolisme. Et votre sommeil maintenant ?

– Je n'ai pas de mal à m'endormir, mais je me réveille souvent la nuit, parfois toutes les deux heures, et je fais beaucoup de rêves…

Lorsque vous faîtes du yoga, évitez les efforts et les étirements excessifs. Cette pratique douce du yoga vous aidera à apaiser vos émotions.

Pendant le deuxième trimestre, les cycles d'énergie de la mère et du bébé se rejoignent, et provoquent de plus grandes fluctuations d'énergie dans les méridiens, ce qui peut gêner le sommeil.

– Et pourquoi autant de rêves ?

– Le flux normal d'énergie vitale du cerveau (le *prana*) est congestionné dans les canaux d'énergie ; cela provoque trois types de rêves : tout d'abord, de type romantique ou *kapha*, puis de type violent ou *pitta* et ensuite de type dynamique ou *vata*. Essayer de faire *Shavasana* et *Anulom-vilom* dans votre cas.

– Et que peut-on faire lorsqu'on a par exemple des nausées répétitives ?

– Encore une fois, ces réactions proviennent de celles du système nerveux autonome ; des graines de cardamome peuvent vous aider.

****

– Mon goût est devenu complètement imprévisible. Un jour, j'aime bien quelque chose et la semaine d'après, je n'en ai plus envie, dit Mireille.

– Respectez vos désirs naturels, car ils reflètent vos besoins biologiques. En *ayurveda*, on dit que le corps réclame un goût selon le *dosha* qui domine au même moment. Le goût influence la chimie de votre corps – par les liens nerveux entre vos papilles gustatives et les zones spécifiques du cerveau.

– Comment ?

– Différentes zones de votre langue ressentent les six goûts – sucré, salé, acide, piquant, amer et astringent. Ils stimulent les différentes parties du cerveau qui sécréteront les bons ingrédients pour équilibrer la chimie de votre corps.

– Pouvez-vous me donner un exemple ?

– Si *pitta* dans votre corps est trop important, vous aurez trop de chaleur dans votre sang. Le cerveau demandera des aliments qui ont une énergie post-digestive rafraîchissante et va créer une envie de yaourt ou de sucre. Si vous en prenez, en modération bien sûr, les papilles gustatives vont stimuler votre système nerveux pour qu'il sécrète les bons éléments biochimiques qui redonneront à *pitta* sa bonne proportion.

– Et si j'en mange trop ?

– Vous augmenterez *kapha*, le mucus, dans votre corps.

– Et bien ! Comment vais-je savoir s'il faut respecter ces envies ?

– Ce n'est pas vraiment difficile. Une envie normale va disparaître lorsque vous en consommez un peu. Une envie perverse se renouvelle sans cesse et crée des toxines dans le corps.

– C'est trop compliqué, cette histoire de biochimie !

– Non, si vous écoutez votre corps ; il vous enverra les bons signaux. Assurez-vous juste de les consommer en modération. C'est facile de tomber victime d'envies perverses d'aliments, et encore plus si vous souffrez de douleurs physiques ou mentales.

En *ayurveda*, on dit que le corps réclame un goût selon le *dosha* qui domine. Le goût influence la chimie de notre corps.
Pour rééquilibrer l'organisme, le cerveau envoie des signaux, ce sont les envies que vous ressentez pour tel ou tel goût. Vous devez les consommer en modération. Écoutez votre corps.

– J'ai remarqué que vous ne massiez plus mon ventre.

– Non, la zone abdominale ne doit pas être massée pendant la grossesse. Mais avec un peu d'huile d'amande douce ou d'olive, vous pouvez effleurer votre ventre vous-même.

– Pourquoi m'avez-vous demandé au début si j'avais des douleurs dans le ventre et en bas du dos ?

– Des douleurs pelviennes ou dorsales, surtout en début de grossesse, ne doivent pas être systématiquement prises comme de simples douleurs musculaires. Il faut consulter son médecin tout de suite. Ne vous inquiétez pas maintenant ; votre gynécologue a déjà vérifié tout ça.

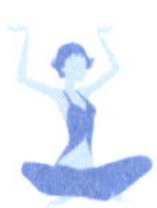

Une douleur aiguë dans l'aine, le pubis ou en bas du ventre pendant la marche, en se levant après avoir été assise longtemps, en montant ou descendant les escaliers est courante. La plupart du temps, elle est due aux ligaments du bassin qui se relâchent en raison des changements hormonaux ; ils maintiennent donc moins bien les os du bassin. *Bhadrasana* et *Padahastasana,* les jambes écartées, aident à soulager ces douleurs. Cependant, cela peut aussi cacher un sérieux problème. Il vaut mieux donc consulter un médecin.

**

– Pourquoi j'ai ce mal de dos atroce maintenant ? demande Mireille, alors qu'elle en est au sixième mois.

– Les maux de dos sont normaux du fait de la prise de poids et du surpoids placé devant. La prise de poids vient de votre poitrine qui grossit, du fœtus dans l'utérus et de la rétention de fluide. Votre centre de gravité passe devant et tous les muscles du dos travaillent plus pour maintenir l'équilibre postural. Ils sont fatigués et douloureux. Le déséquilibre structurel est empiré par l'hormone qui détend les

ligaments, les tendons et les tissus conjonctifs profonds de la région lombaire et du bassin. Les muscles du dos doivent travailler davantage pour maintenir l'équilibre.
– Je me sens beaucoup mieux après le massage.
– Le massage relaxant *ayurvédique* disperse les concentrations d'énergie de ces muscles et les apaise.

Votre centre de gravité passe devant et tous les muscles du dos travaillent plus pour maintenir l'équilibre postural.

Durant les derniers mois de la grossesse, le surpoids, les adaptations posturales et les changements hormonaux peuvent causer des douleurs musculaires et névralgiques qui nécessitent une consultation chez votre médecin. Les changements de posture et de structure, la rétention de fluide et les congestions énergétiques se produisent pour la plupart le deuxième et troisième trimestre ; ils provoquent des gênes dont la femme enceinte doit être consciente. Un massage relaxant *ayurvédique* qui disperse aussi l'énergie stagnée peut être un bon complément aux traitements classiques pendant cette période.

– On dirait que la douleur est plus intense dans le cou, les épaules, le haut du dos et entre les omoplates, dit-elle, en montrant la zone entre ses omoplates.
– Les muscles entre les omoplates sont importants pour tenir le cou droit. Pendant le deuxième trimestre, votre cou a tendance à se courber vers l'avant, en raison de la taille de votre ventre, et cela fait davantage travailler ces muscles. Pratiquez *Bhujangasana, Shalavasana, Matsyasana, Setu-bandh* et *Padahastasana,* pour renforcer les muscles du cou. Vous pouvez également porter 3 à 5 kg de poids sur votre tête et marchez chez vous pendant 5 à 10 minutes.

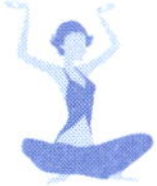

– Cela va fortifier les muscles du cou ?
– Oui, et d'autres muscles. Vous devez également faire attention comment vous vous asseyez. Poussez votre fessier aussi loin que vous pouvez en arrière et asseyez-vous droite, pour que votre tête se place automatiquement dans la bonne position.

**

– J'ai beaucoup de tensions dans le bas du dos ces derniers jours.

– C'est normal. Le bassin penche en avant à cause du poids de l'utérus qui accroît la courbure de vos lombaires et provoque des douleurs. Si les muscles abdominaux sont affaiblis, cela s'aggrave. Mais il peut s'agir aussi de congestions énergétiques d'organes.

– Que voulez-vous dire ?

– Certaines parties du bas du dos partagent des nerfs avec des organes précis ; par exemple, les reins, les ovaires et l'utérus. S'il y a des congestions énergétiques dans ces organes, la douleur peut être ressentie dans le dos. Mais pour vous assurer qu'il n'y a pas de complications, consultez toujours votre médecin avant une séance de massage. Lorsque vous soulevez quelque chose, évitez de vous penchez trop en avant le dos rond ; pliez les genoux et gardez votre dos droit. Montez et descendez les escaliers le dos bien droit, sortez légèrement les fesses et pliez en montant les genoux.

– Et s'il y a des complications, puis-je faire des exercices de yoga chez moi ?

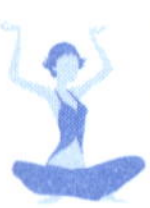

– Parlez en tout d'abord à votre médecin. S'il est d'accord, vous pouvez faire *Ashwini-mudra, Utkatasana, Ardha-chandrasana, Trikonasana* mais vous devez faire attention de ne pas provoquer de douleur. Vous devez donc éviter tout effort ou étirement excessif.

– Pourquoi ?

– La douleur que vous allez provoquer en faisant des efforts ou des étirements excessifs fait produire de l'adrénaline dans le sang. C'est mauvais pour le fœtus. Il y a également un autre risque. Les tendons et les ligaments sont plus relâchés pendant la grossesse ; ils ne vous apportent plus la protection adéquate si vous allez au-delà de vos limites. Vous pouvez finir par endommager vos articulations. Demandez à votre mari de vous masser légèrement le bas du dos et d'effleurer votre ventre régulièrement. Cela normalisera le tonus de ces muscles. Cependant, vous devez prendre une précaution particulière…

– Quelle précaution ?

– L'utérus peut parfois pencher un peu trop en avant et appuyer sur les parois abdominales, et ainsi séparer les muscles abdominaux au niveau de *la ligne blanche.* Si c'est le cas, ne touchez pas votre abdomen.

– J'ai l'impression de toujours pencher en arrière.

– Cela se produit lorsque votre thorax tombe en arrière pour compenser la bascule du bassin en avant. Le cou est étiré vers l'avant, ce qui provoque des douleurs dans les épaules, la nuque et la tête. Le massage *ayurvédique* de la tête que je vous fais est très bien pour détendre le cou, en complément des traitements classiques que votre médecin peut vous donner s'il le juge nécessaire.

– J'aime beaucoup. La détente de ce massage de tête se généralise dans tout mon corps et mon esprit. Je dors beaucoup mieux chaque fois que vous le faites.

– Vous pouvez le faire sur vous-même régulièrement aussi.

– Quelle huile dois-je utiliser ?

– L'huile de coco par exemple. Faites un massage de tête avant d'aller dormir, garder l'huile toute la nuit et lavez-vous les cheveux le matin.

**

– Oh mon Dieu ! Mes pieds me tuent en ce moment ! Mireille est dans son septième mois.

– On dirait que vous aplatissez votre voûte plantaire.

– Oui. Mon podologue m'a donné des semelles correctives. Cela m'inquiète.

– Tranquilisez-vous. Un mauvais fonctionnement des muscles du bassin et du fessier pendant la grossesse peut vous faire marcher comme un canard. La tension portée dans vos mollets et l'hyper extension de vos genoux peut réduire la voûte plantaire et affecter non seulement vos pieds mais aussi votre bassin et votre colonne. Mais cela partira après l'accouchement.

– Que puis-je faire pour soulager cette douleur ?

– Des massages de pieds, comme ceux que je vous fais. Vous pouvez le faire chez vous avec de la cold cream, en complément de vos soins médicaux classiques. De plus, en massant régulièrement vos pieds, vous allez faciliter non seulement l'équilibre des canaux énergétiques mais aussi les fonctions essentielles de votre corps.

– Je suis allée voir mon ostéopathe pour une sciatique la semaine dernière. Cela s'est calmé pendant quelques jours, puis c'est revenu. Maintenant, la douleur descend dans mes jambes.

– Les articulations intervertébrales de votre colonne lombaire et de votre sacrum sont comprimées en fin de grossesse. Cette compression irrite le nerf sciatique et provoque des douleurs, jusque dans les jambes. Mais, les douleurs dans les lombaires, le sacrum, le fessier, les cuisses, le côté du ventre ou l'aine, peuvent être des douleurs réflexes correspondant aux ligaments de l'utérus. Il faut donc en discuter avec votre médecin pour écarter une complication avant toute sorte de manipulation.

La douleur sciatique temporaire de la grossesse vient du relâchement des ligaments qui maintiennent les os du bassin. Il est également possible que le sacrum soit bombé. Lorsque le nerf sciatique touche une structure relâchée ou lorsqu'il est comprimé entre deux os, on ressent une douleur aiguë. Il ne s'agit pas d'une douleur permanente et elle ne descend que rarement jusqu'aux pieds ; seulement certains mouvements, comme le fait de se tourner, de se lever, ou de se baisser pour ramasser quelque chose, aggrave cette douleur. Elle disparaît généralement après l'accouchement si la structure du bassin retrouve sa forme originale.

– Est-ce que le yoga est utile dans ces cas ?

– Si la douleur est intense, l'efficacité de la plupart des protocoles de yoga et des manipulations est limitée ; dans certains cas, ils sont même contre-indiqués. Vous avez besoin de consulter alors votre médecin. S'il n'y a pas de contre-indication, *Ashwini- mudra* à quatre pattes, *Bhadrasana*, *Gomukhasana, Ardha-matsyendrasana, Utkatasana, Surya-namaskar* et les étirements des muscles psoas peuvent

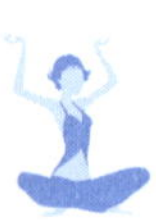

soulager. Les massages relaxants également peuvent contribuer à soulager la douleur.

– Vous voyez, mes jambes gonflent comme les pattes d'un éléphant. Et ça me fait mal.

– L'augmentation de progestérone réduit le tonus des vaisseaux sanguins périphériques. La pression de l'utérus sur les vaisseaux pelviens ralentit le retour des veines du bassin et des jambes. Cela provoque donc de la rétention de fluide dans les jambes. Un simple massage drainant peut prévenir la formation de varices ; votre mari et vous-même peuvent le faire pendant cinq minutes par jour.

– On dirait que j'ai également plus de tension que d'habitude.

– L'hypertension peut être associée à la grossesse à cause des changements hormonaux, de l'anxiété et de la pression exercée sur les vaisseaux sanguins abdominaux par le fœtus. Les massages relaxants et les exercices de respiration de yoga comme *Anulom-vilom* peuvent faire baisser la tension, sauf si vous souffrez d'une véritable pathologie. Il faut donc en parler à votre médecin.

– Si je comprends bien, les exercices de relaxation sont réellement indispensables, non seulement pour se sentir bien, mais pour tous leurs autres bienfaits.

– C'est vrai. L'amélioration de la circulation qui accompagne la relaxation, fait monter le taux de cellules rouges, en relâchant celles qui étaient congestionnés, et augmente ainsi l'oxygène qui alimente le sang et réduit la fatigue. Une meilleure circulation signifie aussi un meilleur apport de sang et de nutriments pour le placenta. Certaines techniques de relaxation améliorent les fonctions du foie et favorisent les mouvements des organes ; les toxines sont ainsi mieux éliminées.

– Que peut-on faire pour éviter les vergetures ?

– Des massages réguliers à l'huile, en exerçant des mouvements doux et répétitifs, peuvent prévenir les vergetures en maintenant la souplesse des tissus. S'ils sont appliqués sur le périnée, ils peuvent selon les cas, éviter la nécessité d'épisiotomie.

– Quelle huile essentielle peut-on utiliser ?

– Les huiles essentielles sont concentrées ; elles pénètrent dans le sang maternel et donc dans le placenta. De nombreuses huiles sont toxiques pour le fœtus et peuvent même provoquer des contractions ; il vaut mieux les éviter. Pour être tranquille, utilisez simplement des huiles de base, comme l'huile d'olive, de sésame ou d'amande douce pour les massages.

Les zones réflexes énergétiques partagent les méridiens des organes qui leur correspondent, y compris l'utérus. Des pressions imprudentes sur ces zones peuvent provoquer des contractions. Si vous voulez être massée par votre conjoint, faites des mouvements doux et surtout pas de techniques de points de pression. Evitez de trop frotter le bas du dos, les fesses, la zone entre le pouce et l'index et le haut du tibia. La douleur produit également de l'adrénaline, augmente ainsi la pression artérielle du fœtus et diminue son immunité.

– Mon mari peut-il me masser le ventre les trois derniers mois ?

– Oui, en faisant des effleurages légers. Si la *ligne blanche* est distendue, mieux vaut ne pas en faire du tout car cela augmenterait la pression sur l'utérus. Egalement, en cas d'anomalie du placenta, de l'utérus ou de contractions avant terme, vous ne devez pas recevoir de massages. Des pressions sur les plis des hanches peuvent empêcher le retour des veines iliaques et fémorales. Utilisez alors des vêtements et des sous-vêtements amples.

– J'ai entendu qu'une amie enceinte avait des problèmes de foie. Elle avait aussi des démangeaisons et son médecin lui a dit d'arrêter les massages.

Utilisez simplement des huiles de base, comme l'huile d'olive, de sésame ou d'amande douce pour les massages.

– Des démangeaisons sans irritations cutanées peuvent être une forme de toxémie obstétrique – une maladie du foie qui se manifeste pendant la grossesse. Elle produit un excès de bile qui s'échappe dans le sang. Si elle est sévère, elle peut être accompagnée d'hypertension et d'œdème dans les membres inférieurs, du fait du mauvais fonctionnement des reins et du foie. Les massages relaxants sont contre-indiqués dans ces cas. Il faut surtout en parler à votre médecin si vous avez ces symptômes.

– Dans quels autres cas les massages relaxants sont-ils contre-indiqués ?

– Dans quelques cas rares où vous ressentez des douleurs en bas du ventre qui irradient jusqu'à l'intérieur des cuisses. La douleur empire en marchant et en montant les escaliers. Cela peut venir d'un dysfonctionnement de l'articulation des os pubiens. Dans ce cas, consultez immédiatement votre médecin. Il peut y avoir d'autres contre-indications. En cas de doute, il est préférable de demander, au préalable, l'avis de votre médecin.

– Pour mon cas, quelle est la position idéale pour être massée chez moi, par mon mari ?

– Si vous êtes allongée sur le dos, le fœtus pèse sur les vaisseaux abdominaux et peut faire monter votre tension artérielle, ce qui est mauvais pour lui. Sur le ventre, cela intensifie la pression intra-utérine et les tensions sur les ligaments de l'utérus et des lombaires. Le mieux est de vous allonger sur le côté ou de vous mettre assise sur une chaise, la tête reposant sur une table pour vous faire masser chez vous.

– Quels mouvements de massage peut-on faire à la maison ?

– Comme je vous l'ai déjà dit, lorsque vous vous faites masser par votre mari ou des amis, les mouvements doivent être légers et répétitifs, sans aucune douleur. En cas de complications, il est préférable de voir votre médecin d'abord.

**

– Est-ce que je peux faire quelque chose pour mon transit ? J'ai l'impression que ma constipation empire au fur et à mesure que j'approche du terme.

– C'est normal du fait de la congestion dans le bassin. Vous avez besoin de plus d'eau mais vous ne ressentez pas nécessairement la soif. Les émotivités réduisent également les mouvements naturels des organes, ce qui favorise la rétention de matière fécale. Faites attention, si vous restez constipée longtemps, les toxines seront diffusées dans le sang par les parois du colon. Les toxines atteindront le fœtus et peuvent affecter son système nerveux. Ne restez pas constipée.

Un verre d'eau tiède à jeun, avec ¼ de jus de citron et une pincée de sel, suivi de *Utkatasana*, fera bouger plus facilement vos intestins. Si vous avez trop de toxines, le mélange peut vous donner une diarrhée au début. Vous pouvez pratiquer *Ardha-matsyendrasana* et *Uddiyana* qui aident mécaniquement aussi, et *Anulom-vilom* qui va modérer votre émotivité.

Prenez pour le petit déjeuner un mélange de yaourt, de céréales, de son de blé et de graines de cumin et de coriandre grillées. Ajoutez également quelques dates si vous aimez. Les pousses d'alfafa nettoient les toxines du gros intestin.

– Et pour les troubles digestifs, comme la digestion lente, les brûlures d'estomac, le reflux acide… ?

– Ils proviennent des sphincters qui sont relâchés et de l'activité hormonale accrue. Prenez deux bonnes cuillers à café d'un mélange de cumin, de coriandre, d'anis et de curcuma après les repas. Mastiquez et avalez avec un peu d'eau. Les protocoles de yoga qui vous aideront aussi sont *Bhujangasana, Ustrasana, Bajrasana, Matsyasana, Gomukhasana, Uddiyana,* et *Kapalbhati.*

– La dernière fois, vous avez parlé de problèmes circulatoires, de rétention de sang et de lymphe dans les jambes, et de veines saillantes.

– La congestion dans l'abdomen et le bassin obstrue le retour de sang et de la lymphe. Le diaphragme a alors du mal à descendre dans le ventre pour créer la pression de succion…

– Je ne vous suis plus. Quel est le lien entre le diaphragme et la circulation ?

– Lorsque vous inspirez, le diaphragme descend dans le ventre. Les muscles intercostaux ouvrent la cage thoracique ; une pression sous atmosphérique est créée dans le thorax, y compris dans les poumons. L'air s'engouffre dans les poumons pour les gonfler ; la pression dans l'espace thoracique où le cœur se situe devient sous-atmosphérique, alors que la pression de l'autre côté du diaphragme, dans le ventre, est au moins égale à la pression atmosphérique.

Cette différence de pression[1] pousse le sang de la veine cave vers le coeur – de la zone de haute pression dans le ventre vers la zone de basse pression dans le thorax.

– Et c'est comme ça que les exercices de respiration favorisent le retour veineux dans le cœur ?

– Tout à fait, *Ujjai-pranayama*, par exemple. C'est surtout vrai pour les veines principales de l'abdomen. Les vaisseaux lymphatiques de l'abdomen fonctionnent de la même manière, même si la lymphe ne retourne pas directement au cœur. Mais c'est une autre histoire pour les veines et les vaisseaux lymphatiques des jambes.

– Pourquoi ?

– Les artères ont le cœur pour pomper et faire circuler le sang, mais les veines n'ont qu'une faible pression aspirante à leurs extrémités. De plus, les artères ont des parois élastiques, mais pas les veines ; une fois dilatée, les veines restent dilatées. Les veines ont des valves pour aider leur retour, mais une fois qu'elles sont dilatées, elles ne sont plus efficaces. De plus, les vaisseaux lymphatiques des jambes n'ont aucune pression aspirante. Or, pendant la grossesse, le volume de sang et de lymphe augmente, ce qui aggrave les problèmes de circulation.

– Qu'est-ce qui peut réactiver ces vaisseaux, alors ?

– Les muscles des jambes, s'ils sont assez toniques, pompent le sang et la lymphe vers le haut. Toute une chaîne de mouvements musculaires se déclenche à chaque pas que vous faites, si vous avez une bonne voûte plantaire.

1 . Les poumons étant élastiques, ils ont tendance à se rétracter naturellement une fois gonflés. La pression dans les poumons (pression atmosphérique) = (pression de retractation des poumons) + (pression intra-thoracique). Donc, la pression intra-thoracique pendant l'inspiration = (pression atmosphérique) – (pression de rétractation des poumons). La pression intrathoracique est donc toujours sous-atmosphérique. Plus les poumons sont gonflés, plus la pression de rétractation est grande, et donc plus la pression intra-thoracique est faible.

– Et si la voûte plantaire s'affaisse, le retour de sang et de la lymphe est altéré ?
– C'est ça. Il faut prendre soin de vos pieds, de vos mollets et de vos cuisses. Il ne faut pas que leurs muscles deviennent trop lâches ni trop raides. Et vous devez rester droite lorsque vous marchez ou que vous êtes assise ; sinon, vous comprimez les vaisseaux abdominaux et diminuez l'efficacité de votre circulation sanguine.
– Il faut donc faire de la marche, n'est-ce pas ?
– Oui. Veillez à porter de bonnes chaussures.

– Et le yoga, pour améliorer la circulation ?
– Vous pouvez pratiquez *Sarvangasana* et *Setu-bandh*, avec l'aide de quelqu'un, mais faites attention à la pression exercée sur le diaphragme. Vous aurez également besoin d'ouvrir votre poitrine et de redresser votre posture. Vous pouvez également faire *Matsyasana, Bhujangasana* et *Ustrasana.*
– Et, *Ujjai*, en faisant de profondes inspirations et expirations et en ouvrant la cage thoracique, comme vous avez dit ? Faut-il respirer par la poitrine ou par le ventre ?
– Vous ne pouvez pas respirer par votre ventre ; il n'y a rien réellement dans votre ventre qui puisse faire l'échange d'air. Lorsque vous gonflez votre ventre, vous ne faites que ressortir vos intestins, en relâchant vos abdominaux. Et par la même occasion, vous faites baisser votre cage thoracique et réduisez ainsi le volume d'air dans les poumons...

– On m'a dit de contracter le périnée en faisant les exercices de respiration ?
– Vous voulez parler de *Mula-bandha*, les contractions de l'anus ? C'est une très bonne remarque. Lorsque vous contractez l'anus, vous contractez tous les muscles du bassin. Pendant l'inspiration, le diaphragme descend dans le ventre pour augmenter la pression dans l'abdomen. Et, si vous contractez l'anus à ce moment, la contraction des muscles de votre bassin augmente encore la pression dans le ventre. Cela facilite le retour lymphatique et veineux car vous éliminez ainsi toutes les congestions abdominales et pelviennes.
– Mais ce n'est pas trop pour le fœtus ?
– Tout à fait. Alors que faut-il faire à votre avis ?

– Il ne faut combiner les contractions anales à aucun exercice de respiration pendant la grossesse, surtout en fin de grossesse.

– Mais, ils peuvent être bénéfiques pour la convalescence post-natale, une fois que la cicatrice des tissus est totalement refermée.

– Une amie enceinte a beaucoup d'hémorroïdes.

– Pour les hémorroïdes sur l'anus ou les lèvres vaginales, c'est la dilatation et la compression des veines qui en sont les principales causes ; la constipation et la descente d'organes en sont d'autres. Débarrassez-vous de la constipation en premier, mais ne poussez pas trop fort. *Sarvangasana* et *Setu-bandh* avec l'aide de quelqu'un, *Ashwini-mudra* à quatre pattes et *Utkatasana* sont très bien. Faites-les au moins deux fois par jour. Pendant la grossesse, il est difficile de se débarrasser de la constipation ; en pratiquant ces exercices régulièrement, vous la minimiserez et la ferez disparaître plus vite après l'accouchement.

– Vous parlez beaucoup d'épices dans vos autres livres. Quelles sont celles qui sont appropriées pendant la grossesse ?

– Le curcuma est bénéfique dans les cas de diabètes gestationnels, les troubles du foie et les éruptions cutanées. Le réglisse et l'anis, dans les brûlures d'estomac, mais faites attention en cas d'hypertension. L'aloe-vera équilibre vos *vata, pitta et kapha* ; l'asafoetida absorbe les gaz intestinaux et les spasmes ; la cardamome, la cannelle, le gingembre, le clou de girofle et le poivre noir avec une cuiller de miel combattent l'augmentation de mucus dans le corps.

– Comment vais-je savoir si j'ai trop de mucus ?

– Si vous avez un faible appétit, des rhumes chroniques, ou si vous êtes frileuse, dépressive… L'ail est également très bon pour la baisse de vitalité, l'immunité, l'énergie sexuelle et les douleurs en général.

– J'ai vu dans des articles sur l'*ayurveda* que le métal a beaucoup de pouvoir. Est-ce que c'est bien pour la grossesse ?

– Le cuivre est un bon tonique pour le foie, la rate et les vaisseaux lymphatiques. En cas de rétention d'eau, ou de mauvaise circulation, portez un bracelet magnétisé de cuivre. L'or est un tonique pour le cœur et les nerfs ; portez des bagues et des colliers. L'argent est bon pour les faiblesses chroniques, l'inflammation, l'hyperactivité et les troubles urinaires et gynécologiques ; portez-le autour de votre taille. Le fer renforce les tissus osseux, la moelle et les cellules rouges ; utilisez-le en bracelet en haut du bras.

– Et les pierres précieuses ?

– Voici quelques pierres idéales : les *perles* sur une bague d'argent sur l'annulaire droit, c'est un *anti-pitta*. Elles renforcent la vigueur et la vitalité, soulage des brûlures urinaires et génitales et sont anti-inflammatoires, calmantes et rafraîchissantes. *L'opale* sur une bague en or, sur l'index droit, réduit l'excès de *vata* et de *kapha*, il favorise l'amour, la compassion et la foi. *Le corail rouge* est un purificateur de sang, il calme *pitta*, la haine et la colère ; portez-le sur l'index ou sur l'annulaire de la main droite. Le *rubis* renforce le cœur et les nerfs, améliore les capacités mentales et la concentration et réduit l'excès de *vata* et *kapha* ; mettez-le sur l'annulaire gauche. Le *saphir* a un effet neutralisant sur *vata*, sur la douleur en général, les sciatiques, les douleurs névralgiques, l'hystérie, les peurs excessives ; portez-le sur un collier en or.

– Ça fait beaucoup à porter…

– Non, inutile de les porter toutes en même temps. Dirigez-vous vers un spécialiste.

Influence des conflits internes durant la grossesse et leurs solutions

Les deux cas suivants montrent le rôle des conflits émotionnels pendant la grossesse.

Etude de cas VI

Une femme d'affaire anglaise venait me voir pour gérer son stress. Enceinte, elle décide d'arrêter de venir pendant un moment. Quelques mois après, je reçois un appel pour un rendez-vous d'urgence.

– Si vous avez de graves problèmes liés à la grossesse, vous devez d'abord voir votre médecin, je la préviens.
– Non, c'est autre chose…j'ai vraiment besoin de vous voir. Je suis trop stressée.

Elle a vieilli de 10 ans depuis les quelques mois qu'on ne s'est pas vu – sa peau est ridée, des cheveux gris naissent sur son front, son visage est hagard et elle est affaissée comme une vieille femme. Inquiet, je la prends par le coude, l'aide à s'asseoir et lui offre un verre d'eau.

Des larmes commencent à rouler sur ses joues. Je n'interfère pas et attends qu'elle parle.

– J'ai l'impression que je vais le perdre, gémit-elle.
– Avez-vous des contractions ?
– Oui. Le médecin dit qu'il n'y a pas de risque, mais je sais que c'est ce qui va se passer.
– Pourquoi ?
– Parce que je ne le veux pas. J'ai des doutes sur ma relation…
– Mais, je croyais que vous aviez justement une bonne relation avec votre compagnon ?
– Oui, …mais je ne suis plus sûre de vouloir rester avec lui.

Je me concentre sur ma respiration et évite de me montrer choqué. Elle s'arrête également pour respirer et continue.

– Ça s'est passé pendant les vacances d'été. Nous nous sommes beaucoup disputés. Je ne suis plus sûre de vouloir assumer cette relation.
– Vous regrettez d'être tombée enceinte ?

– Oui. C'est lui qui voulait le plus un enfant. Je ne suis pas vraiment une femme maternelle. Mais je ne veux pas perdre cet enfant non plus.
– Et si vous continuez dans cet état d'angoisse, cela ne va pas être bon pour le bébé.
– Pourquoi ?
– Et bien, les mêmes hormones du stress qui vous font vieillir rapidement comme ça ont sans aucun doute un impact sur le fœtus.
– Non, je ne veux pas faire de mal au bébé.
– Alors, arrêtez de vous inquiéter. Avez-vous pensé à des alternatives ?
– Et bien, je partirai. Je ne lui en ai pas encore parlé.

En tant que praticien du bien-être, je ne peux pas entrer dans sa vie intime, mais je veux l'aider à trouver un équilibre, au moins pour le bien-être du bébé.

– Pourquoi ne pas juste attendre et voir comment les choses évoluent ? Vous avez déjà décidé de vos options. Alors, mettez-les de côté maintenant s'il vous plaît.
– C'est difficile.
– Même si ce n'est pas pour vous, faites-le pour le bébé. Il ressent tout ce que vous ressentez.
– Vous plaisantez !
– Non, il réagit à sa manière, comme vous pouvez le voir. Si vous pensez que vous avez fait une erreur, vous pouvez minimiser les conséquences, si vous en avez la volonté, évidemment. A partir d'aujourd'hui, examinez toutes vos actions futures du point de vue de la santé du bébé. Même si vous n'êtes pas sûre de votre relation, laissez-lui toutes ses chances.
– Vous avez raison. Je dois lui rendre la vie douce, dans mon ventre ou une fois né. Après tout, il n'a pas choisi de venir.

En divertissant ses émotions, de la culpabilité qu'elle ressentait à la pensée du bien-être du bébé, elle était capable de mettre ses conflits internes de côté pendant le reste de sa grossesse.

Ses contractions ont diminué peu après et elle a accouché normalement en Angleterre.

Etude de cas VII

Voici le cas d'une femme que son compagnon a quittée pendant sa grossesse.

Une Finlandaise de trente ans, expatriée en France depuis un an, est tombée enceinte d'un Français. Deux semaines après la confirmation de sa grossesse, il ne revient plus de son voyage d'affaire. Son frère vient récupérer ses affaires de leur appartement.

Je suis sidéré par son histoire. Voyant mon incrédulité, elle ajoute :

– Ce n'est pas une plaisanterie. Je suis sérieuse.
– Vous arrivez à gérer ça toute seule ?
– Financièrement, ça va. C'est seulement très déplaisant. Mais je ne suis pas sans alternatives.
– Quels sont vos projets ?
– J'ai bientôt fini mon séjour ici. Je retournerai donc à Helsinki.
– Vos parents vont-ils pouvoir vous aider ?
– Oui. Mais je serai quand même seule. Ce n'est pas nouveau ; avec lui, je l'ai toujours été. Mais je n'ai pas perdu ma foi.
– Je suis content de vous l'entendre dire.
– Merci. Je suis heureuse que le bébé arrive. Il ne sera pas un obstacle dans ma vie.
– J'en suis sûr. Il sera comme un renouveau. Un enfant vous remet en vie, si vous vous êtes perdu en devenant adulte.
– Que voulez-vous dire ?
– En devenant adulte, nous perdons notre spontanéité et commençons à avoir une vision plus étroite du monde. Par conséquent, on passe à côté de beaucoup de chose qu'on pourrait apprendre, parce que nous sommes conditionnés à voir le monde sous un certain angle. Un enfant ne rentre pas dans cet angle. Si vous êtes attentif à votre enfant, il peut vous aider à voir les merveilles de la Nature. Ça fait du bien.
– Ce n'est pas une priorité pour moi ! J'ai juste peur d'être toute seule, devant cette tâche énorme.

– Vos parents vous aideront. De plus, on dirait que votre compagnon n'était pas très responsable. C'est comme ça qu'il aurait agi, même plus tard.
– C'est ce que je me dis. Mieux vaut maintenant que plus tard…
– Vous semblez être très forte. Servez-vous de votre propre force pour aimer l'enfant en vous aussi, tout comme l'Univers nous aime.
– Je ne vous suis pas du tout.
– L'univers, dans sa forme la plus basique, est un champ d'énergie qui inclut l'amour et la force, ce n'est pas un espace vide. Une partie de cette énergie pénètre en vous lorsque vous êtes conçue ; vous n'en faites pas seulement partie mais vous en êtes éternellement liée. Vous êtes un être d'énergie qui inclut de l'amour. Vous êtes l'amour et vous n'avez pas besoin de le chercher ailleurs.
– Je suis l'amour ? C'est plutôt marrant.
– Oui, c'est ça. Dites-le plusieurs fois et cela vous semblera normal.

Elle le fait et sa voix passe de l'incrédulité à un calme apaisant. Elle ferme les yeux tout en murmurant ces mots.

– Ça, c'est la vraie indépendance. Sa force se propage dans votre utérus et prépare le bébé à faire face au monde sans père. Le bébé sera né dans la mer d'amour qui est la vôtre.
– Je ne me sens plus seule maintenant.
– Vous ne l'êtes pas parce que deux vies sont en vous ! Allez vivre votre vie en toute liberté. Celui qui vous a donné une bouche vous donnera aussi à manger, aussi longtemps que vous en aurez la volonté.

Ces deux cas illustrent, de manière exagérée, les conséquences de conflits internes sur le fœtus.

L'adrénaline sécrétée en réaction à ces conflits est nocive pour la grossesse.

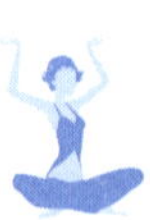

Il faut aller à la racine du conflit, soit en changeant d'attitude soit en cherchant d'autres options. En parallèle, on peut faire des exercices comme *Anulom-vilom* qui diminueront les impacts de l'adrénaline.

Certaines femmes n'auront pas la chance d'avoir la sécurité financière ou l'aide de leurs parents. Pour elles, lorsque leurs besoins sont aussi essentiels, la discussion ci-dessus peut paraître ridicule. Mais, la peur d'être seule est si largement répandue de nos jours que certaines femmes refusent de faire des enfants « dans un monde mauvais et instable qui ne devrait pas continuer ».

Mais la réalité dépasse tout ça, du moins en France. Avec un taux de naissance record en Europe, tout enfant né ici semble être le désir de Dieu pour la préservation de la race humaine.

Le problème ne se trouve finalement pas à la base de la pyramide des besoins, mais bien en haut de celle-ci. Les systèmes juridique et sociaux en France ne semblent pas laisser un enfant, élevé par une mère seule, mourir de pauvreté, si celle-ci à la volonté de s'en sortir. Plus souvent, la mort se produit à un niveau spirituel, face à la confusion et à l'extrême peur d'abandon, pour ne pas dire la soif d'amour.

Heureusement, de nombreuses mères le considèrent finalement comme un défi plus qu'une menace. Alors que les plus faibles se laissent détruire par le flux d'adrénaline, les plus fortes s'épanouissent dans le stress d'élever leurs enfants – leurs difficultés et douleurs quotidiennes de la vie ne font que renforcer leur corps et leur esprit.
En acceptant le minimum d'aide qu'offre la société, en éloignant toute illusion d'amour externe et de support, et en restant concentré sur l'amour de l'enfant et d'elles-mêmes, ces mères atteignent la gratification spirituelle que même certaines familles n'ont pas.

De nombreuses mères comme celles-ci – voire quelques pères célibataires – ont honoré mon cabinet de leur présence. Venant parfois même de cultures et de milieux différents, elles ont toutes la capacité à écarter les influences adverses extérieures, à se centrer sur leur seule tâche en main : élever un enfant avec dignité, et à se retirer dans leur propre silence régulièrement pour se ressourcer. Leur propre estime, qui se reflète dans leur langage du corps et leur attitude, impose le respect immédiatement auprès de quiconque.

Au lieu de se lamenter sur votre destin, vous pouvez certainement choisir de devenir un de ces vrais maîtres spirituels.

La naissance

Le travail

Le début du travail est marqué par des contractions à intervalles réguliers qui se rapprochent progressivement, par la dilatation du col de l'utérus et par la perte des eaux. Selon les sciences modernes, cela vient d'un mécanisme hormonal.

A l'approche de la fin de la grossesse, le niveau de progestérone chute et le niveau d'œstrogène augmente. Les effets d'inhibition de la progestérone sur les contractions de l'utérus diminuent. L'œstrogène sensibilise l'utérus à l'ocytocine, une hormone essentielle pour provoquer les contractions.

La pression du fœtus sur le col de l'utérus stimule l'hypothalamus qui, à son tour, envoie des signaux au lobe postérieur de l'hypophyse pour la sécrétion d'ocytocine. L'ocytocine stimule la production de prostaglandines qui vont, ensemble, provoquer les contractions. C'est un cycle qui s'installe : les contractions de l'utérus produisent plus d'ocytocine, et l'ocytocine produit plus de contractions – jusqu'à l'accouchement proprement dit.

Les contractions de l'utérus sont nécessaires pour la stimulation globale du fœtus avant la naissance ; elles massent tous ses organes et activent toutes ses fonctions biologiques jusqu'au point d'autonomie.

Le travail comporte trois phases :
La phase de dilatation, qui dure jusqu'à la dilatation totale du col de l'utérus. C'est la phase la plus longue ; elle dure entre 6 et 24 heures. Elle se caractérise par des contractions rythmiques fortes qui deviennent de plus en plus rapprochées jusqu'à la rupture de la poche des eaux et la dilatation du col de l'utérus à 10 cm.

La phase d'expulsion, qui dure généralement une heure jusqu'à la délivrance. La tête apparaît en premier et aide le col de l'utérus à se dilater encore plus. La position tête en bas permet également au mucus respiratoire d'être expulsé si nécessaire.

Si le bébé ne s'est pas retourné et qu'il arrive par le siège, une césarienne est généralement programmée dans la plupart de ces cas. Le cordon ombilical est coupé à la fin de cette phase.

En Inde, lorsque l'accouchement est fait dans un cadre *ayurvédique*, le cordon ombilical est coupé lorsque ses pulsations ont ralenti. Tant que le cordon ombilical bat, *oja*, le flux d'énergie protectrice passe encore entre la mère et l'enfant. Si on ne le laisse pas suffisamment longtemps, il est possible que l'enfant ne reçoive pas assez d'*oja*, ce qui le rendra susceptible aux infections et aux mauvaises influences de la conscience collective.

La phase finale est la ***phase placentaire***. Dans les 10 minutes qui suivent la naissance, le placenta se sépare de la paroi utérine. De fortes contractions de l'utérus expulsent le placenta et resserrent les vaisseaux pour empêcher l'hémorragie.

Les poumons du bébé, jusqu'à présent affaissés et partiellement remplis de liquide amniotique, ne sont pas encore fonctionnels. Dès que le cordon ombilical est coupé, l'alimentation en oxygène de la mère cesse. Le sang, cependant, continue de circuler dans le nouveau-né.

La hausse de dioxyde de carbone et la baisse du niveau d'oxygène dans le sang stimulent les centres respiratoires du bulbe rachidien. Les muscles respiratoires se contractent fortement et l'enfant souffle pour la première fois – un souffle très fort et très profond qui gonfle les poumons.

Lorsque le foetus est dans le ventre de la mère, le *kundalini*, l'électricité neurale se trouve au niveau du crâne. Lors de la délivrance, déconnecté de l'électricité neurale de la mère, son *kundalini* descend par la moelle épinière et frappe son plexus solaire, le diaphragme fonctionne, les poumons s'ouvrent, le premier souffle sort et l'enfant crie. Ensuite, le *kundalini* descend jusqu'au *chakra* du périnée. Certaines expériences de vie antérieure existent de manière subconsciente dans l'hypothalamus du foetus, à côté des centres respiratoires encore endormis. La composition de ce subconscient dépend de l'équilibre entre les forces divines et démoniaques de la conscience collective lors de la conception – un enfant conçu dans un environnement et dans un moment d'énergie positive rapportera plus d'expériences positives de sa vie antérieure dans son subconscient fœtal. Après la naissance, il est plus probable que l'enfant devienne un individu heureux. Mais ce n'est pas tout.

Ce subconscient fœtal définit également le *majja dhatu*, le système de moelle de l'enfant, qui dirige ses os, ses nerfs et les glandes. Un enfant conçu dans une conscience collective d'hostilité aura un *majja dhatu* faible par exemple. La conscience collective et l'hygiène de vie des parents pendant la grossesse peuvent compenser certaines de ses influences défavorables de la conception.

Techniques *ayurvédiques* simples pour la maman pendant l'accouchement

Le père peut utiliser des techniques *ayurvédiques* relaxantes pour soulager l'anxiété et l'appréhension au début du travail, seulement si la femme est réceptive.

L'anxiété peut augmenter la tension dans les fibres cervicales utérines et augmenter ainsi la gêne et la douleur. Ces techniques relaxantes contribuent à soulager cette douleur, normalisent la tension musculaire et atténue les crampes.

Effleurer doucement et fermement le dos, le cou, les jambes, les mains et les pieds ; cette technique, près du sacrum et des fesses, réduit efficacement la douleur des contractions. Vous pouvez le faire lorsque la femme est allongée sur le côté ou assise avec des coussins.

Vers la fin du travail, elle ne voudra certainement plus être massée, mais soutenue. Vous pouvez alors effectuer quelques caresses sur le front, la tête et le visage.

La lactation

La lactation est un processus hormonal fortement influencé par les émotions de la mère.

L'hormone la plus importante dans la lactation est la prolactine. Pendant la grossesse, la forte présence d'œstrogène et de progestérone dans le placenta développe les glandes mammaires. Le niveau de prolactine augmente aussi, mais l'œstrogène et la progestérone empêchent tout stimuli de production de lait.

Une fois que le placenta est expulsé de l'utérus, le niveau d'œstrogène et de progestérone chute et permet alors la production de lait. La succion du nouveau-né et le lien visuel entre la mère et l'enfant déclenche des impulsions dans l'hypophyse à travers l'hypothalamus. Ces impulsions relâchent de l'ocytocine et de la prolactine qui stimule la sécrétion de lait par les seins.

La lactation apparaît généralement 2 à 3 jours après l'accouchement. Pendant cette période, les glandes mammaires sécrètent un fluide opaque jaunâtre, le colostrum. Il contient moins de lactose que le lait, presque pas de graisse, mais plus de protéines, de vitamine A et de minéraux. Le colostrum et le lait maternel contiennent des anti-corps qui développent l'immunité de l'enfant.

Le niveau de prolactine redevient rapidement normal après la naissance ; le lait n'est pas produit tant que la prolactine et l'ocytocine ne sont pas stimulées par la succion de l'enfant et l'attention de la mère. Chaque fois que la mère nourrit son enfant avec toute son attention, les impulsions transmises à l'hypophyse provoquent une montée temporaire de prolactine qui produit le lait dans les glandes mammaires ; ensuite l'ocytocine fait sortir le lait pendant la tétée. Ce réflexe se poursuit après l'allaitement, ce qui permet d'avoir suffisamment de lait pour la tétée suivante.

L'attention totale de la mère à son enfant est très importante durant l'allaitement, à la fois pour la montée de lait et pour celle qui suivra.

Voici une étude de cas pour l'illustrer.

Le stress et ses conséquences sur la lactation

Etude de cas VIII

Caroline, 38 ans, cadre dirigeante dans une agence de voyage européenne, a prolongé son congé maternel pour allaiter son premier enfant. Elle a accouché il y a 11 semaines.

– L'accouchement s'est bien passé ? je lui demande.

Elle a l'air mal à l'aise.

– Cécile pesait 3,6 kg à la naissance. Elle a pris du poids normalement lorsque j'étais chez mes parents en Normandie.
– Puis que s'est-il passé ?
– Et bien, sa courbe de poids a baissé depuis que je suis revenue à Paris. Cela doit être la pollution ici…

– Attendez voir. Avez-vous changé votre rythme d'allaitement ?
– Et bien, ma mère me disait de l'allaiter à chaque fois qu'elle demandait. Mais ici, les gens me disent de l'allaiter à des heures fixes.
– Alors suivez le conseil de votre mère.
– Et bien, c'est difficile lorsque je travaille. En plus, elle pleure beaucoup.
– Je pensais que vous aviez prolongé votre congé ?
– Oui, enfin, pas tout à fait.

Sa société avait installé un bureau chez elle pendant les heures de travail.

– A quoi ressemblent ses pleurs ?
– Ils deviennent de plus en plus intenses.
– Elle a faim. Est-ce qu'elle prend suffisamment de lait chaque fois ?
– Pas autant qu'avant. Elle se fatigue au bout d'une minute. Mon lait se tarit aussi. C'est fatigant à Paris. Je commence à me sentir déprimée aussi.
– Attendez une minute. Que faites-vous en général lorsque vous l'allaitez ?
– Je suis parfois au téléphone la journée…
– Vous ne regardez donc pas votre bébé pendant qu'il tête ?
– Non. Je vérifie mes emails aussi.
– Alors, faites une seule chose à la fois. Lorsque vous allaitez, allez dans votre chambre, dans une pièce où il n'y a ni téléphone, ni télé, ni e-mails. Prenez le temps nécessaire pour allaiter votre fille en toute intimité. Lorsque vous lui donnez le sein, assurez-vous de la regarder dans les yeux si elle les a ouverts ; sinon, regardez son visage, sentez sa respiration proche de votre poitrine et caressez-lui la tête doucement.
– Est-ce que les postures de yoga favorisent la lactation ?
– Vous pouvez pratiquer *Gomukhasana* et *Matsyasana*.

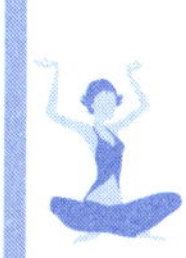

Sa lactation a considérablement augmenté en quelques jours. Les pleurs de faim de son enfant ont disparu en une journée ; sa mélancolie aussi.

L'allaitement empêche les changements hormonaux soudains et maintient un bon niveau de sérotonine. Les deux sont essentiels pour éviter le baby blues.

L'allaitement a aussi des bienfaits dont vous n'êtes pas directement conscients. Avec l'allaitement, **le périnée retrouve son tonus normal plus facilement** et votre utérus retrouve sa taille normale plus rapidement. Il s'agit d'un mécanisme réflexe, des hormones et des neurotransmetteurs.

Contrairement aux croyances populaires, **les seins gardent leur fermeté plus longtemps.** C'est clairement évident chez les femmes plus âgées de ma clientèle – une génération de femme qui considérait l'allaitement comme un devoir et non pas comme un choix.

Tant que vous allaitez, votre enfant aura également **une excellente immunité**. Mais pour certaines raisons pathologiques, votre médecin peut vous demander d'arrêter d'allaiter. Il faut bien sûr suivre ses conseils.

Remarque *: une mère allaitante n'a pas ses règles car selon l'ayurveda, les méridiens de la lactation et de la menstruation sont complémentaires. Si elle arrête d'allaiter son enfant, la lactation cesse en quelques jours et les règles reviennent.*

L'allaitement et la nutrition

Pour une mère allaitante, une alimentation naturelle saine, comme indiqué précédemment, est suffisante pour éviter les carences nutritionnelles et fournir un lait riche pour l'enfant. Assurez-vous de varier votre alimentation et d'inclure les six goûts en modération pour la bonne croissance de votre enfant. L'absence ou «l'excès» d'un des six goûts affecte l'enfant.

Les compléments nutritionnels ne sont pas nécessaires sauf s'ils sont prescrits par un médecin.

L'équilibre constitutionnel[2] et les troubles physiques mineurs de la mère allaitante et de son enfant peuvent être facilement gérés par une bonne alimentation, comme suggérée ci-dessous.

2 . On décèle généralement les troubles *vata* dans les cas d'hyperactivité, de sécheresse cutanée, de pertes de cheveux, d'insomnie ; les troubles *pitta* se manifestent par des troubles digestifs, inflammatoires, des excès de colère ; les troubles *kapha* par la léthargie, un excès de mucus et de somnolence. Ce ne sont que des indications générales, mais elles sont suffisantes à des fins domestiques.

Les pommes

Les pommes sucrées sont astringentes et rafraîchissantes ; elles sont bonnes pour *pitta* et *kapha*, mais trop asséchantes pour *vata*. Les pommes vertes soulagent de la **constipation**, des **maux de gorge** et des **brûlures d'estomac et des membranes des muqueuses orales.**

Dans les cas d'hypertension et de troubles circulatoires, mélangez de la compote de pomme, du miel, de la poudre de cardamome, de l'eau de rose biologique et ajoutez-y une pincée de safran.

Les pêches

Elles adoucissent *vata* mais favorisent *pitta*. Si vous avez la **bouche sèche**, peu de voix, des **palpitations**, **les mains et les pieds moites**, mangez une pèche avec une pincée de sel, quelques gouttes de citron vert et une pincée de cardamome et de coriandre.

Les poires

Elles sont excellentes en cas de **diarrhées**, de **baisse d'appétit**, de **gênes abdominales** et de **soifs excessives**. Elles lavent également le foie, éliminent les calculs rénaux et stoppent l'inflammation urinaire.

N'en mangez pas si vous avez du diabète, de l'arthrose ou une sciatique. Ne les mélangez pas avec du riz, du yaourt ni du lait.

Le raisin

Le raisin rouge est connu pour ses vertus, non seulement par *l'ayurveda* mais aussi par la médecine ancienne grecque. Ils sont riches en fer, soulagent le **foie** et la **rate**, adoucissent les **cystites** et les **brûlures** dans l'urètre et réduisent l'excès de *pitta*. Mangez des raisins avec des graines de cumin, de fenouil et de coriandre.

Les cerises

Elles calment vata; elles sont excellentes pour la f**atigue mentale**, **l'insomnie** et **la peau sèche.**
N'en mangez qu'une poignée car elles aggravent également *pitta* si vous en consommez trop.

Les framboises et les fraises

Il vaut mieux les éviter pour une femme enceinte ou allaitante.

Les melons

Ils soulagent les **démangeaisons**, les **brûlures urinaires** et la **cystite**. Ils sont lourds à digérer comme les figues et les dates. Ne les mélangez pas avec d'autres aliments. L*'Ayurveda* déconseille de manger du melon avant et après les repas.

Les pastèques

Elles nettoient les reins, mais, en excès, causent des congestions abdominales et pelviennes et sont déconseillées en cas de glaucome. Mélangées à des feuilles de coriandre, elles apaisent les brûlures dans l'urètre, les **cystites** et les **brûlures urinaires bénignes, les démangeaisons cutanées, l'eczéma** ; elles renforcent les **muscles affaiblis** et vitalisent **la peau déshydratée et ridée.** Avec du miel, à jeun, elles réduisent les palpitations et la tension artérielle élevée.

Les oranges douces

Elles calment *vata* et *pitta.* Si vous avez des **palpitations** et de la **tension**, prenez un mélange de jus d'orange et de lait de noix de coco avec une pincée de noix de muscade et de safran. Si vous avez une **indigestion** persistante de type *pitta*, prenez du jus d'orange avec du lait de noix de coco, ajoutez une pincée de sel, du jus de citron vert, de l'anis et de l'asafoetida. Si vous souffrez **d'hypertension**, ne prenez pas d'anis ni de sel.

Les noix de Coco

Ces fruits sont sucrés et rafraîchissants. Les noix de coco apaisent *vata* et *pitta*, mais, en excès, aggravent *kapha*. Pour les **brûlures urinaires**, buvez 3 à 4 verre de lait de coco par jour.

L'huile végétale de coco, saine et hydratante, peut être utilisée comme suit :

- Pour **l'eczéma** et les **coups de soleil**, appliquez une cuiller d'huile de coco avec 2 gouttes d'essence de bois de santal, deux fois par jour.
- En cas de **pertes de cheveux** après la grossesse, mélangez 4 cuillers d'huile de coco avec 2 gouttes d'essence de bois de santal, de cèdre, et de patchouli, massez votre cuir chevelu et vos cheveux, gardez-les ainsi toute la nuit et lavez-le avec un shampoing doux le lendemain. Faites-le tous les deux jours.
- Pour les **pellicules**, prenez 4 cuillers d'huile de coco et seulement 6 gouttes de tea tree et faites la même chose que ci-dessus jusqu'à ce que les pellicules disparaissent. Bien sûr, il faut aussi arrêter les aliments gras et les sucreries.
- L'été, pour éviter **l'insolation** et la **déshydratation** de votre enfant, couvrez la fontanelle avec un linge en coton imbibé d'huile de coco, la journée seulement.

Les dates et les figues fraîches

Elles améliorent le tonus des **muscles**, nourrissent les **os** et constituent une excellente source de fer. Pour les personnes affaiblies et anémiques, prenez quelques dates fraîches mûres avec une pincée de poivre noir, du gingembre, des cardamomes et du safran, tôt le matin, à jeun. Elles augmentent la capacité des **intestins** à absorber et à assimiler, elles soulagent la **fatigue chronique**, les **nausées matinales** et les **palpitations**.

Elles calment *vata* et *pitta*, mais en excès, provoquent *kapha*. Si votre feu digestif est faible ou si vous avez des diarrhées, évitez d'en manger. N'en mangez jamais avec du lait.

Si vous avez de la fièvre le soir et des brûlures urinaires, prenez quelques dates, des figues avec un peu de coriandre, de menthe et du réglisse. Evitez le réglisse si vous avez de l'hypertension.

Les citrons jaunes et verts

Les citrons jaunes sont chauds, mais les citrons verts sont froids.

Le citron vert, avec une pincée de sel, pendant les repas, stimule la **digestion** et l'assimilation des nutriments.

Lors de **nausées**, **d'hyperacidité** et de **maux de tête** dus à un excès de *pitta*, tremper un demi citron vert dans du sel, brûlez-le sur une flamme et trempez-le dans de l'eau pendant 15 minutes. Buvez l'infusion avant les repas. Si vous avez de l'hypertension, ne le faites pas, prenez plutôt 2 cuillers de citron vert, une pincée de sel et un quart de concombre avant les repas. Cela contribue également à réduire **l'obésité** et le **cholestérol**.

Les bananes

Les bananes vertes sont astringentes et rafraîchissantes ; elles augmentent *vata* et font baisser *pitta* et *kapha*. Si vous avez des **diarrhées**, faites cuire à la vapeur une pomme verte et une banane verte avec leurs peaux, puis épluchez-les et écrasez-les en ajoutant une pincée de sel, du cumin, de la coriandre et du curcuma. Prenez ce mélange deux fois par jour.

Les bananes jaunes sont sucrées et chaudes, mais ont également une énergie post-digestive amère. Elles font baisser *vata* et augmenter *pitta* et *kapha*.
Elles sont excellentes pour les *majja dhatu*, c'est-à-dire la moelle, les muscles, les nerfs et les tissus reproductifs. Si vous vous sentez faible et en **hypoglycémie**, prenez une salade de bananes, de figues et de dates fraîches, du miel et un peu de gingembre, une première fois vers 10 heures et ensuite, vers 15 heures.

Les bananes jaunes créent un sang alcalin après assimilation. Si vous avez une hyper toxémie dans le sang ou un PH acide, prenez-les avec du cumin, de la cardamome, du poivre noir, du gingembre et du basilic.
Il ne faut pas les mélanger avec du yaourt ni du lait à cause de leur amertume.

L'ayurveda déconseille fortement de manger des bananes le soir ou lorsqu'on a de la fièvre, un oedème, des vomissements ou un rhume.

Les mangues

Les mangues mures sont excellentes pour la **lactation**. Elles équilibrent la constitution, fortifient les méridiens de la reproduction, de la lactation et de la menstruation. Elles sont riches en sucre, donc à proscrire si vous avez du diabète. Si vous avez une tension élevée, prenez du jus de mangue avec une pincée de cardamome et de noix de muscade. Elles soulagent également de la constipation.

Les mangues vertes aggravent tous les *doshas*, mais elles sont de toute manière rares à trouver en France. Si vous allaitez en Inde, restez loin de ces *pickles* juteux et goûteux et très tentants, aussi excellents qu'ils puissent paraître.

Cependant, si vous êtes enceinte ou allaitante, sur une plage en Inde, que vous vous déshydratez, que vous avez mal à la tête et le nez qui saigne, faites bouillir des mangues vertes, ajoutez une cuiller de citron vert, quelques pétales d'oignons et une pincée de sel ; passez ce mélange et buvez l'infusion toutes les heures jusqu'à ce que vous alliez mieux. Souvenez-vous, *l'ayurveda* n'est que sagesse ancestrale !

Les papayes

Elles contiennent de l'oestrogène naturel. N'en prenez pas lorsque vous êtes enceinte.

En cas **d'indigestion**, **d'hyperacidité** et de **brûlures d'estomac** ou d'intestins, prenez une demi papaye mure, de la cardamome et du gingembre, deux fois par jour. Elles sont excellentes également pour ceux qui ont du **cholestérol**.

Les ananas

L'ananas, agrémenté d'une pincée de sel et de poivre noir, facilite la **digestion, les flatulences, les brûlures d'estomac et le ballonnement, la constipation et les nausées.**

Les femmes allaitantes doivent arrêter de fumer. Si vous êtes une fumeuse passive, vous pouvez manger de l'ananas mélangé avec du miel pour débarrasser rapidement les toxines de votre corps.

Ils aggravent *pitta* et augmentent le sucre dans le sang. Ils contiennent aussi des éléments qui peuvent provoquer des contractions, n'en mangez donc pas durant votre grossesse. N'en mangez pas à jeun et ne mangez pas de produits laitiers immédiatement avant ni après.

Les grenades

Dans la culture hindoue, elles sont le fruit de la convalescence. Elles font baisser *pitta* et *kapha* (mais, en excès, font augmenter *vata*), elles favorisent la production de cellules rouges sanguines, réduisent la fièvre et renforce le cœur. Ne les mélangez pas à des produits laitiers ni à de la viande.

Pour les **nausées**, prenez-en avec une pincée de poudre de gingembre et une cuiller de miel ; cela soulage aussi **les démangeaisons, les bouffées de chaleur et la déshydratation**.

Les carottes et les betteraves

Leurs jus, accompagnés d'une cuiller de poudre de cumin et de coriandre grillée et de menthe, sont excellents pour **l'anémie** et les **hémorroïdes**.

L'ail

Il contient 5 des 6 goûts. Il est utilisé en *ayurveda* pour plusieurs troubles. Il tonifie le **cœur**, prévient les **gaz** et **l'essoufflement**, élimine la **douleur**, soulage la **dilatation de la rate, l'obésité, l'arthrose, le cholestérol, les toux chroniques et les rhumes**. En excès, il provoque *pitta*, mais, en modération, il calme *vata* et *kapha*.

Si vous vous enrhumez, frottez de l'ail sous vos pieds. Pour les congestions des bronches, chauffez de l'huile d'olive avec de l'ail pendant 15 minutes à feu doux, laissez refroidir, appliquez l'infusion sur la poitrine et couvrez cette zone.

Les oignons crus

Ils aggravent *vata et pitta*, mais soulagent *kapha*, réduisent les **convulsions** et les **évanouissements**. Lors de crises d'épilepsie, pressez un oignon dans la bouche et tenez un autre sous le nez. Pour les **hémorroïdes**, prenez un demi oignon avec du citron vert, une pincée de sel, de l'anis et des cardamomes. Pour les **insolations**, serrez des oignons coupés sous les aisselles. Pour le **cholestérol** et les faiblesses cardiaques, prenez deux têtes d'ail et un demi oignon, mélangez-les avec du gingembre et du miel, 15 minutes avant le repas.

Les radis

Ils améliorent la **digestion**, l'assimilation, et empêchent les **gaz** et les ballonnements abdominaux et renforcent le **foie**.

Les épinards

N'en mangez pas si vous avez des calculs rénaux.

Les tomates

Crues, elles aggravent tous les *doshas*. Selon *l'ayurveda*, si on les mange seules, elles sont toxiques pour le corps. Cuisez-les toujours avec du cumin, du curcuma, et des graines de moutarde. N'en mangez pas si vous avez de l'acidité, de l'arthrose, une sciatique ou des troubles des reins ou des calculs rénaux.

La cannelle

Elle adoucit *vata* et *kapha*, mais, en excès, stimule *pitta*. Elle améliore la **digestion**, élimine les **toxines**, favorise la **circulation sanguine** et la fluidité du sang. Pour **les maux de tête** de type *kapha*, les rhumes, les toux ou les congestions, mélangez de la cannelle, du poivre noir, du gingembre, du basilic avec du miel.

Les clous de girofle

Ils ont les mêmes propriétés que la cannelle et, mélangés à du réglisse, ils soulagent également les **infections de la bouche** et de la **gorge** et la voix enrouée.

Les cardamomes

Elles ont également les mêmes propriétés et soulagent aussi des **brûlures urinaires, des hémorroïdes et des nausées** et renforcent les glandes surrénales qui réduisent la susceptibilité au stress.

Le laurier

Le laurier fait augmenter *pitta*, réduire *vata* et *kapha*, et stimule le feu digestif, la transpiration et la miction. Pour les **douleurs abdominales et l'indigestion**, prenez des feuilles de lauriers écrasées avec de l'anis, des cardamomes et du miel deux fois par jour après les repas. Il réduit également la menace de fausse couche.

La coriandre

Elle favorise la digestion, réduit la fièvre et soulage les brûlures de l'urètre accompagnées de soif excessive, les **calculs rénaux, les démangeaisons** de type *pitta*, et les **nausées**. Pour ne plus avoir les yeux qui collent, lavez-les avec une infusion de coriandre.

Les graines de fenouil

Elles calment les trois *doshas*, elles sont digestives et diurétiques. Elles soulagent **l'œdème** et les **hémorroïdes**, préviennent des **rhumes** et des congestions respiratoires supérieures et réduisent les **brûlures** dans l'urine. Faites tremper 2 cuillers de fenouil dans un verre d'eau toute une nuit et buvez l'infusion le matin.

Le cumin

On peut l'utiliser pour tout problème de **digestion**, en proportions égales avec de la coriandre, et des graines de fenouil. Pour les **infections vaginales**, faites infuser une cuiller de cumin et un morceau de bâton de réglisse dans un litre d'eau bouillante, ajoutez 4 gouttes de vinaigre et une demi cuiller de sel et lavez-vous avec.

Le gingembre

Il améliore la **digestion**, l'absorption, l'assimilation et la **circulation**, casse les caillots de sang et fonctionne comme un remède commun contre les **rhumes, la grippe, les toux et les essoufflements**. C'est également un excellent remède contre le décalage horaire. Dans ce cas, prenez-en la veille de votre vol, avec du miel.

Le safran

Il réduit également les trois *doshas*, purifie le sang, détoxifie le **foie**, tonifie **le système nerveux et le cœur**, affine le sang, augmente le nombre de **spermatozoïdes** et leur mobilité, mais prenez-en avec modération.

Le poivre noir

Mélangé avec du miel, du gingembre et du basilic, il stimule les **poumons et le coeur**, élimine **l'excès de mucus** dans les systèmes respiratoire et digestif et est excellent pour les fièvres chroniques.

Le curcuma

C'est une autre **panacée de l'ayurveda** – il facilite la digestion, cultive la flore intestinale, réduit le sucre dans le sang, tue les germes, améliore le tonus des veines, réduit l'anxiété et le stress, les démangeaisons cutanées, les rhumes, les courbatures et les douleurs aux tendons, les hémorroïdes et le cholestérol. En Inde, il est utilisé dans les traitements et la prévention des cancers.

Incompatibilité des aliments

Nous en avons déjà brièvement parlé. Si vous allaitez, veillez d'autant plus à éviter les incompatibilités d'aliments. Le mélange d'aliments aux énergies post-digestives incompatibles surcharge le *feu* digestif, empêche la digestion et l'assimilation et crée des toxines qui circulent tout d'abord dans votre corps, puis dans celui de votre enfant. Ce sujet est très vaste, mais voici quelques règles simples qui vous aideront :

Ne mélangez jamais :

Les fruits avec les repas ; prenez-les au moins à deux heures d'intervalle

Les boissons chaudes avec des boissons ou aliments glacés

Des produits laitiers avec de la viande, du poisson ou des œufs

Les tomates et les aubergines avec du concombre ou des produits laitiers

Le lait avec du yaourt, des fruits ou tout ce qui coupe le lait

Le sucre et le sel

Les yaourts et le sucre ou le miel ; ajoutez plutôt une pincée de sel.

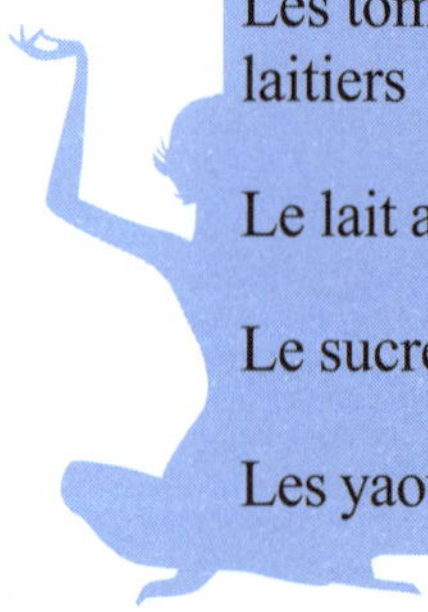

Après la naissance
(jusqu'à un an)

Un mot de remerciement

Merci aux parents qui ont proposé de faire les photos avec leurs enfants pour cette partie. J'ai cependant choisi de montrer les mouvements sur une poupée, pour protéger l'identité de ces enfants.

De son environnement en apesanteur dans le ventre de la mère, l'enfant s'adapte progressivement, pendant les 12 premiers mois, à la force de gravité, ce qui influence également son développement physique et, jusqu'à un certain point, son développement mental.

Le développement physique se produit de la tête vers le bas et de la colonne vertébrale vers les côtés. Le développement psychique par les *chakras*, passe, cependant, du bas vers le haut, comme un arbre florissant – les jambes sont les racines, le buste représente le tronc et la tête, ses fleurs.

La partie inférieure du système nerveux influence les premiers réflexes de l'enfant, qui sont principalement des mouvements incontrôlés. Au fur et à mesure que le système nerveux central devient mature, ces réflexes primaires deviennent des mouvements volontaires.

Les études de cas suivantes montrent les séquences du développement normal du nourrisson. Les déviations sont cependant trop nombreuses pour être listées ici ; elles ne sont toutefois pas anormales. Mieux vaut en parler à votre médecin en cas de doute.

1er MOIS

Développements et techniques *ayurvédiques* de base
Enfants prématurés
Constipation - Vergetures
Enfants exposés à la drogue

– L'accouchement s'est bien passé, sauf que Thomas a décidé d'arriver avant terme, m'annonce Marie en entrant dans mon cabinet avec son mari. Mais il se développe bien. Le médecin dit qu'il prend bien du poids.

J'avais suivi Marie, cadre trentenaire dans l'industrie du cinéma. Elle était venue me voir sur les recommandations de son gynécologue qui était également son professeur de yoga.

– Je suis venue vous voir pour moi-même. Comme je l'allaite, je l'ai emmené avec moi.
– Quel âge a-t-il maintenant ?
– Trois semaines et demie.

Elle pose Thomas sur les genoux de son mari et commence à se déshabiller.

– **Il est encore tout replié, on dirait qu'il ne s'ouvre pas beaucoup.**
– Vous le mettez toujours sur le dos ?
– La plupart du temps, oui.
– Vous devriez le mettre de temps en temps sur le ventre lorsqu'il est réveillé.
– Pourquoi sur le ventre ?
– Regardons d'abord les mouvements naturels que Thomas peut faire à son âge. A la naissance, ce sont les flexions qui prédominent et il a tendance à se remettre dans la position fœtale lorsqu'il est sur le dos. Il tourne sa tête d'un côté, replie sans cesse ses membres, et son corps se tourne d'un seul bloc. Si vous touchez ses mains, ses poings se refermeront. En fait, elles se serrent tellement que vous pourriez même le lever.
– Oh non ! On dirait que vous parlez d'un bébé singe qui s'agrippe à la fourrure de sa mère !
– Il y a certainement quelques échos du passé, vous savez !
– Et bien merci ! Et que se passe-t-il ensuite ?
– A trois semaines, il esquissera des étirements des bras et des jambes ; il commencera à tourner la tête et mettre ses mains à sa bouche, ses membres s'ouvriront vers l'avant. La position fœtale commencera à s'estomper, et encore plus vite lorsque vous le mettrez sur le ventre, sous votre surveillance.

– Pourquoi faut-il le mettre sur son ventre ?

– Lorsqu'il est sur le ventre, éveillé, ses bras et ses jambes se replient, ses hanches et ses genoux restent en flexion et il tourne la tête d'un côté. Il essaie alors de lever un peu sa tête contre la gravité, ce qui renforce les muscles de son cou. Recouvrez toujours le matelas avec quelque chose qui n'ait pas été nettoyé à sec.

– Pourquoi ?

– Pour évitez les problèmes respiratoires, liés aux produits chimiques utilisés dans le nettoyage à sec.

À partir de la deuxième semaine, il répartit son poids sur les bras et la poitrine et commence à peine à soulever sa tête ; celle-ci ne reste pas réellement dans l'axe. Aidez-le à ouvrir ses articulations.

– Comment ?

– Simplement en entourant ses jambes autour de votre ventre, tout en tenant son dos et sa tête ; faites toujours très attention de bien tenir sa tête.

À quatre semaines, il répartit son poids sur ses jambes et ses fesses, les hanches et le tronc courbé. Il peut soulever et maintenir sa tête très brièvement. Ne le laissez pas dans cette posture trop longtemps.

Si on le tenait debout, il répartirait son poids en alternance sur son pied droit et gauche. Sa tête, ses hanches et ses genoux resteraient en flexion, ses pieds seraient rassemblés et ses hanches resteraient en *arrière* par rapport à ses épaules. Il pourrait faire quelques mouvements intermittents des hanches et des genoux. Mais ne le mettez pas dans cette position.

– Oui, c'est évident. J'imagine aussi que je ne peux pas le laisser assis contre mon ventre trop longtemps.

– Exactement. Faites-le très brièvement, uniquement pour ouvrir ses hanches, en tenant bien sa tête et son dos.

– Et peut-il avoir un comportement social aussi petit ?

– Il devrait émettre quelques sons, comme maintenant. Le tintement d'une clochette attire son attention ; il peut sourire sans raison évidente, perçoit des mouvements entre 40 et 50 cm de lui et est extrêmement sensible à votre voix et à la chaleur de votre corps.

– Quelles techniques *ayurvédiques* pouvez-vous me faire après la naissance ?

– Puisque vous n'avez pas de complications médicales et que votre médecin est d'accord, de simples techniques *ayurvédiques* pendant les 6 premières semaines après l'accouchement, peuvent débloquer les stagnations d'énergie vitale et de fluides. Ça va améliorer votre métabolisme, l'alimentation d'oxygène et de nutriments pour renouveler l'énergie vitale. Sur le plan émotionnel, elles vont vous aider à vous détendre et vous adapter à votre nouveau rôle. La baisse de stress va aussi stimuler la lactation.

– Je suis toujours constipée aussi.

– On peut alors utiliser des techniques douces qui vont disperser l'énergie qui stagne dans votre colon, si vous n'avez pas de fragilité abdominale. On peut aussi travailler sur les zones réflexes énergétiques des cuisses et des fesses pour leurs effets sur les méridiens. N'oubliez pas les protocoles de yoga dont on a parlé avant, surtout *Kapalbhati, Ardha-matsyendrasana, Ashwini-mudra,* et *Utkatasana* ; ça va aussi vous aider pour la constipation. Et aussi pour les douleurs en bas du dos et la sciatique.

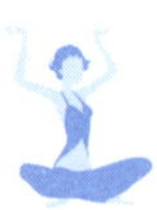

– Et aurais-je pu faire toutes ces postures si j'avais eu une césarienne ?

– Non. Elles sont contre-indiquées tant que les cicatrices ne sont pas complètement refermées.

– Et les vergetures ?

– Des massages à l'huile de coco. Comme les muscles abdominaux sont étirés pendant la grossesse, faites attention aux massages abdominaux – les mouvements ne doivent pas trop étirer ces muscles. Pour augmenter la lactation et prévenir l'inflammation des seins, vous pouvez faire les mêmes gestes autour de vos seins, sans huile essentielle si vous allaitez.

– Que peut-il se passer ?

– Si vous avez des douleurs dans les seins et de la fièvre, le massage est contre-indiqué. Allez voir votre médecin.

– Une amie a accouché prématurément, mais encore plus que Thomas. Son bébé est sous soins intensifs.
– C'est de plus en plus commun de nos jours, à cause du stress pour les femmes actives. Le docteur Tiffany Field du Touch Research Institute aux Etats-Unis a démontré que les enfants prématurés stimulés par des massages, des mouvements doux et la voix maternelle, prennent du poids plus rapidement ; leurs systèmes sensoriel, respiratoire, endocrinien et circulatoire fonctionnent mieux.

– Comment peut-on les masser lorsqu'ils sont en soins intensifs ?
– Il est vrai que les prématurés passent beaucoup de temps dans les incubateurs ; il est alors difficile de les toucher. Ils sont aussi très sensibles au toucher, mais dès qu'ils sont un peu plus matures, le toucher de la mère peut réellement accélérer la croissance.

Ces nourrissons associent le toucher aux procédures médicales et il est possible qu'ils pleurent au début lorsque leur mère les touche. Ne cherchez pas une réponse favorable immédiate. Laissez juste votre main détendue sur la peau de votre enfant et soyez attentive à ses réponses quelles qu'elles soient. Il va apprendre rapidement à distinguer votre toucher de celui des autres. Le fait de le toucher et de le caresser va l'aider dans son développement. Puis, favorisez le plus possible le contact peau contre peau, pour instaurer la confiance. Cela rendra plus bénéfiques les techniques de développement qu'on verra plus tard.

– Si le massage est possible, que recommandez-vous?
– Caressez la tête, les épaules, le dos, les bras et les jambes. Des zones comme la poitrine, les pieds et l'abdomen peuvent être trop sensibles. La sensibilité vient surtout de la mémoire de la douleur des procédures médicales. Une fois que l'enfant s'habituera à votre toucher, il réagira plus positivement. Ça aide également les enfants qui ont été exposés passivement à la drogue.

– Vous voulez dire, les mères qui ont pris de la drogue, enceintes ?

– Oui. Les enfants qui ont été exposé à la drogue naissent intoxiqués et développent les même problèmes physiologiques et psychologiques que les toxicomanes. Par exemple, ils sont incapables de se détendre, d'être sociables, et de recevoir du réconfort. Ils restent irritables, mangent peu et passent la plupart de leur temps à dormir. Le massage les aide à se tourner vers quelqu'un en acceptant un toucher réconfortant, à se sentir émotionnellement en sécurité, à relâcher leurs émotions et, redevenir normal.

– Ça relève du miracle pour moi.

– C'est scientifique. Dr Field démontre que les enfants exposés passivement à la drogue font preuve de remarquables améliorations après seulement deux semaines de massages quotidiens après la naissance – prise de poids, meilleure sécrétion d'insuline, amélioration des fonctions sensorielles et motrices et moins de comportements de stress, par exemple. Les parents doivent cependant être très attentifs à leurs gestes, car ces enfants sont hypersensibles et peuvent être facilement stressés. Ils ont un seuil de douleur plus bas et leurs signes habituels de détresse sont des cris aiguës, des bâillements, des éternuements, des froncements de sourcils, un regard fuyant, des mouvements constants et l'extension répétée de la colonne. Bien sûr, il faut que la mère sorte aussi de la toxicomanie.

– J'ai entendu que les enfants sont massés dès la naissance en Inde ?

– C'est vrai. C'est pour stimuler les fonctions vitales. En fait, on le fait en continuation aux contractions utérines du travail qui stimulent les organes du bébé avant la naissance. C'est une sage-femme, qui a une bonne connaissance de la physiologie d'un nouveau-né, qui le fait.

– Qu'est-ce qu'elles font ?

– Pendant les 6 premiers jours, la sage-femme nettoie le bébé avec une boule de farine de pois chiche fraîche, imbibée d'huile de sésame avant de baigner l'enfant. Elle roule la boule, après l'avoir chauffée dans ses mains, sur le bébé. La température et la texture de la boule sont très similaires à celle de la chair de la mère.

Elle nettoie les restes de la membrane qui recouvre le nourrisson à la naissance. Avec une pincée de sel et du beurre sur un doigt, elle nettoie le mucus résiduel de la bouche de l'enfant. Puis, après le bain, elle trempe un coton dans de l'huile de sésame ou de coco, suivant le climat et le moment de la journée, et couvre la fontanelle. Cela prévient des influences négatives de l'environnement et empêche le coup de chaleur et la sécheresse du cerveau.

– **Le fait de faire rouler la boule facilite aussi la circulation, je pense.**

– Oui, et cela enlève les toxines et aide le système digestif, comme les techniques *ayurvédiques* douces à la main.

A partir du 7e jour, on utilise la boule pour faire des massages et non plus la rouler. Elle trempe régulièrement la boule dans l'huile de sésame et la passe sur les mêmes endroits du corps plusieurs fois, sans trop de pression. Une fois que la peau de l'enfant est légèrement chauffée, elle le baigne. L'absorption de l'huile de sésame nettoie et nourrit à la fois la peau de l'enfant et équilibre les trois *doshas*.

– **L'huile nettoie la peau ? Je pensais que cela la rendait grasse.**

– Contrairement à ce qu'on croit, l'huile d'olive et l'huile de sésame nettoient très bien la peau. Il faut juste utiliser un lait spécial pour les bébés, sans savon, pour les parties intimes chaque jour et seulement une fois par semaine pour le reste du corps.

– **Et à partir de quand peut-on commencer le massage à la main ?**

– On commence à le masser avec les mains lorsqu'il a un mois. On utilise principalement des techniques d'application d'huile, de caresses douces comme des effleurages. Massez la colonne, le dos, le cou, les poignets, les mains et les pieds car ce sont les zones qui se renforcent à cet âge. Limitez-vous à 10 minutes maximum et concentrez-vous également sur la communication par le toucher et le regard. C'est surtout la confiance que vous construisez pendant cette phase, pour introduire plus tard les techniques de développement.

– Vous n'utilisez plus la boule de pâte ?

– Plus pour le massage, non, mais pour enlever le duvet qui reste du visage, des bras, des jambes et du dos.

2e MOIS

Développements et techniques *ayurvédiques*

– Thomas est devenu très gâté maintenant, dit Marie. Il attend un massage tous les soirs, même de son papa. Ça nous détend tous les deux de le masser.

– Alors, vous avez compris les vrais bienfaits sur les parents du massage de bébé. La communication avec Thomas pendant ce moment dissout votre tension.

– Et cela nous a rapproché. J'étais irritable après l'accouchement et cela a rendu mon mari triste. Maintenant on dirait que Thomas nous a réuni.

– Tout à fait, l'enfant renforce les liens du couple de cette manière.

– Peut-on continuer les mêmes techniques ?

– Pour la plupart, oui. Mais on peut introduire quelques techniques de développement très douces, l'important étant davantage de comprendre la physiologie de son évolution naturelle et l'assister dans cette direction que d'appliquer des techniques trop complexes.

– Je suis d'accord. Alors, comment va-t-il évoluer ce mois-ci ?

– Lorsque vous le couchez sur le dos, il reste recroquevillé, mais moins. Il répartit maintenant son poids autant sur sa tête que sur ses fesses. Sa tête peut rester dans l'axe sans tourner sur les côtés. Il donne des coups de pied, avec les deux jambes ou une seule à la fois, bouge ses bras, mais ne met pas ses mains dans l'alignement de son axe.

– Je le mets souvent sur le ventre maintenant, bien sûr lorsqu'il ne dort pas et que je suis à côté.

– C'est parfait. Quand il est à plat ventre, il répartit son poids sur ses avant-bras et sa poitrine, les coudes en arrière par rapport à ses épaules, et il peut soulever sa tête de 45 degrés et la tourner.

– Ce que vous avez dit la dernière fois sur le fait de l'allonger sur le ventre m'a fait réfléchir. C'est logique. Parfois, on dirait qu'il fait la posture de yoga du cobra.

– De nombreuses postures de yoga imitent les positions primitives des nourrissons. La nature donne leurs mouvements aux nouveau-nés, pour les libérer des flexions de la naissance. Une personne fatiguée ou déprimée a tendance à retourner dans sa position fœtale ; les postures de yoga évitent cette tendance, en imitant quelques un des mouvements naturels de l'enfant. Une fois que le bébé repose son poids sur ses bras, c'est alors plus facile de le coucher sur le ventre.

– Et si le bébé résiste ?

– Et bien, tout d'abord, ne le forcez pas. Le développement est une succession d'étapes achevées l'une après l'autre, il ne faut faire aucune comparaison et ne rien précipiter. Si après 6 semaines, l'enfant ne veut pas rester sur le ventre, enroulez une serviette sous ses bras, pour l'aider à lever sa tête et à garder ses coudes en avant. Posez-le aussi sur vos cuisses chaque jour pour lui caresser le dos.

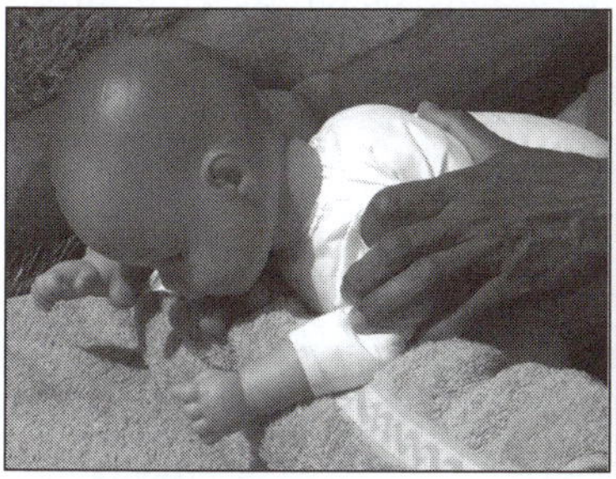

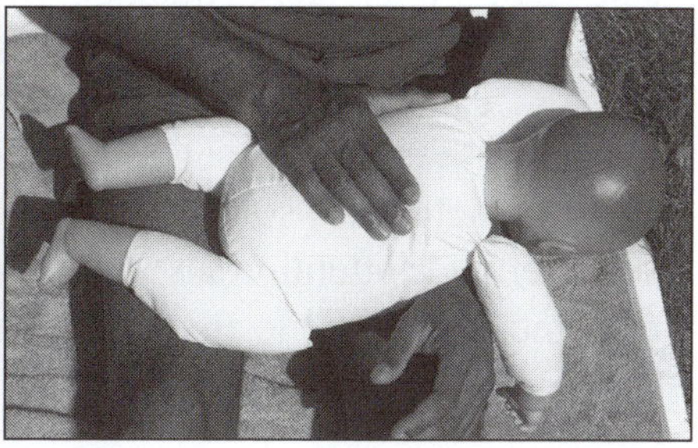

– **Peut-il s'asseoir si on le tient ?**

– Pas pour longtemps. Si vous essayez, son poids se répartit sur ses fesses, ses jambes et ses mains. Il peut soulever brièvement sa tête et ses épaules et tenir sa tête dans l'axe, tout en mettant son poids sur ses bras. Vous pouvez également le faire pencher en soutenant sa poitrine sous ses bras.

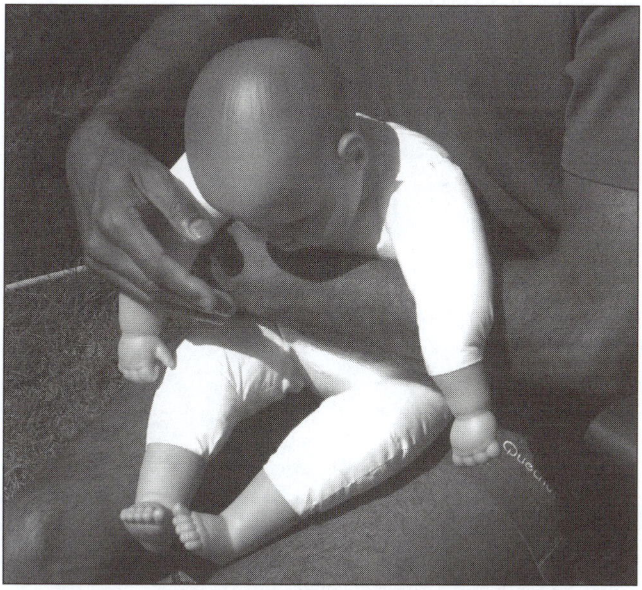

– Quel est l'objectif ?

– Cette position renforce son cou.

– Et si on le tient sur ses pieds ?

– Ne le faites pas se tenir debout tant qu'il ne supporte pas son poids, ce n'est pas bon pour la colonne vertébrale. Si vous le teniez debout à cet âge, son poids se répartirait sur ses orteils ou ses pieds, sa tête serait dans l'axe. Il ferait quelques mouvements de jambes, il pourrait se pencher, se redresser ou étirer ses genoux.

– Comment va-t-il évoluer socialement ?

– Il peut émettre des sons comme « ha », « hé », « éhé », sourire et regarder avec attention les visages qui ne sont pas trop près. Il est extrêmement sensible aux émotions des parents à cet âge, même si on ne le perçoit pas.

– Maintenant qu'il a 2 mois, peut-on faire d'autres techniques *ayurvédiques* ?

– Vous pouvez commencer à orienter vos techniques vers le développement. Après avoir fait quelques techniques de base habituelles, placez votre bébé, son ventre contre le vôtre, ses genoux ouverts autour de votre ventre, en soutenant son dos et restez quelques minutes en le regardant dans les yeux.

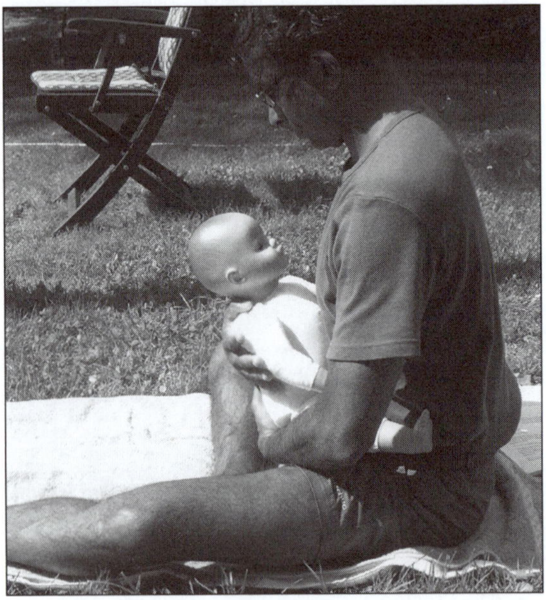

– Cela ouvre ses hanches, n'est-ce pas ?
– Oui, et cela le prépare aussi pour les étapes suivantes. Maintenant tournez-le et asseyez-le entre vos cuisses en le soutenant. Il est préférable que vous soyez assis par terre sur un coussin doux.

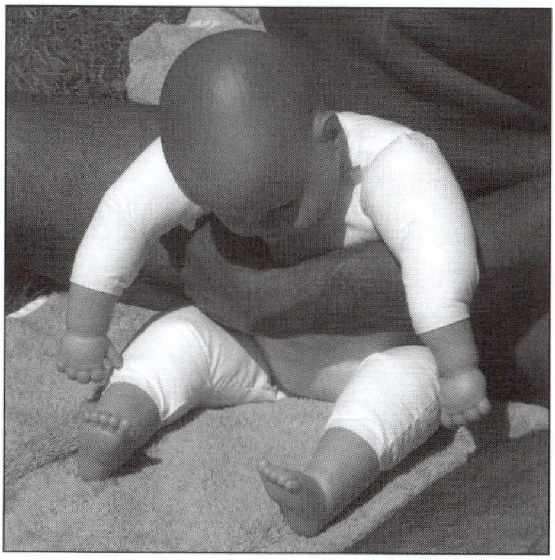

Passez vos bras sous les aisselles de votre bébé et autour de sa taille ; tenez-le par les chevilles avec vos mains et rassemblez ses pieds l'un contre l'autre. Penchez-vous alors doucement en arrière, en le tirant vers vous et balancez doucement d'un côté à l'autre ; puis mettez ses pieds vers son nombril et si c'est approprié, levez ses pieds au dessus de ses hanches.

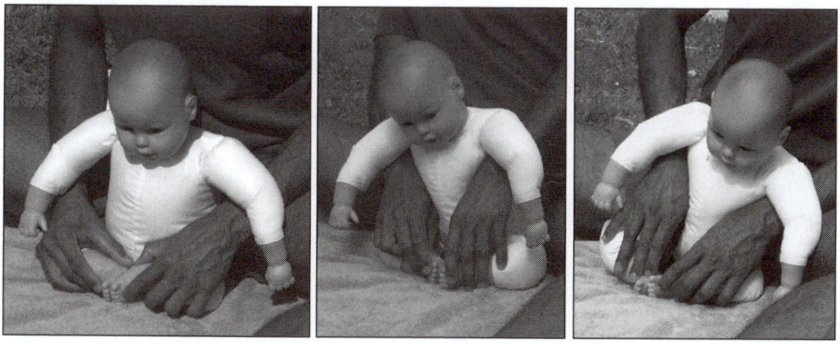

– Comment vais-je savoir si c'est approprié ?
– Vous ne ressentirez pas de résistance. Les mouvements doivent être fluides.

– Et si je sens une résistance ?

– Arrêtez-vous toujours à ses limites. Tournez-le vers vous et faites les étapes contre votre ventre, pour ouvrir ses hanches. Faites-le plusieurs fois par jour jusqu'à ce que les articulations des hanches deviennent plus souples et réessayez les étapes ci-dessus. Il faut bien respecter ses progrès et ne rien hâter.

Dans la position assise précédente, lorsque son dos est contre votre poitrine et que vous le balancez, laissez vos mains aller sur ses épaules. Laissez-le se pencher en arrière, détendre sa nuque et bien poser sa tête contre vous. Ramenez ses bras vers les côtés, baissez-les et ouvrez vers l'extérieur. Cela améliore ses capacités respiratoires et développe les muscles de ses épaules et de ses bras. Massez doucement sa poitrine et ses épaules, en laissant ses bras ouverts.

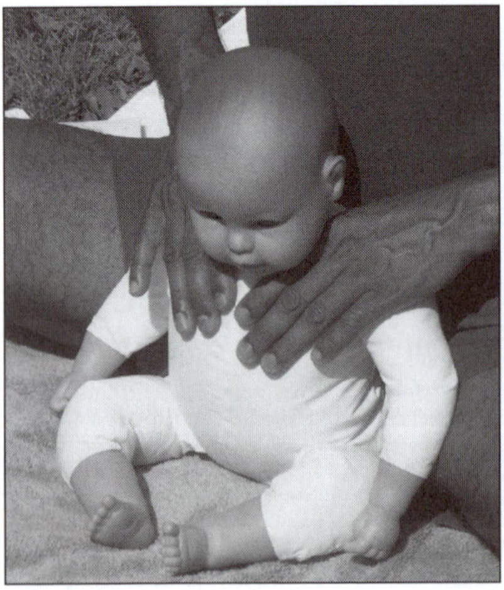

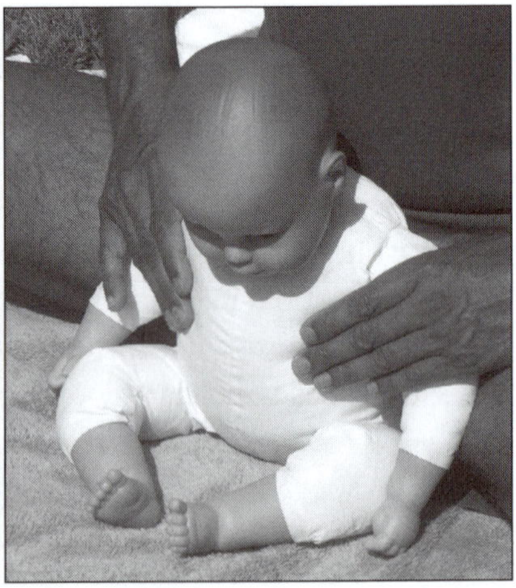

Maintenant, mettez votre main sur son ventre, pressez doucement et faites bouger légèrement son ventre d'un côté de l'autre.

– Cela facilite la digestion, je présume.

– Oui. Tous ces mouvements ouvrent le thorax, fortifient ses muscles, renforcent le haut de la colonne et le préparent à garder sa tête droite et son menton rentré.

– Pourquoi le menton doit-il être rentré ?

– C'est la meilleure position pour la tête pour éviter le stress sur les muscles porteurs. Vous le préparez à avoir une posture digne et élégante qui va influencer son état d'esprit plus tard. Même pour les adultes, c'est important, comme vous pouvez le voir dans de nombreuses postures de yoga.

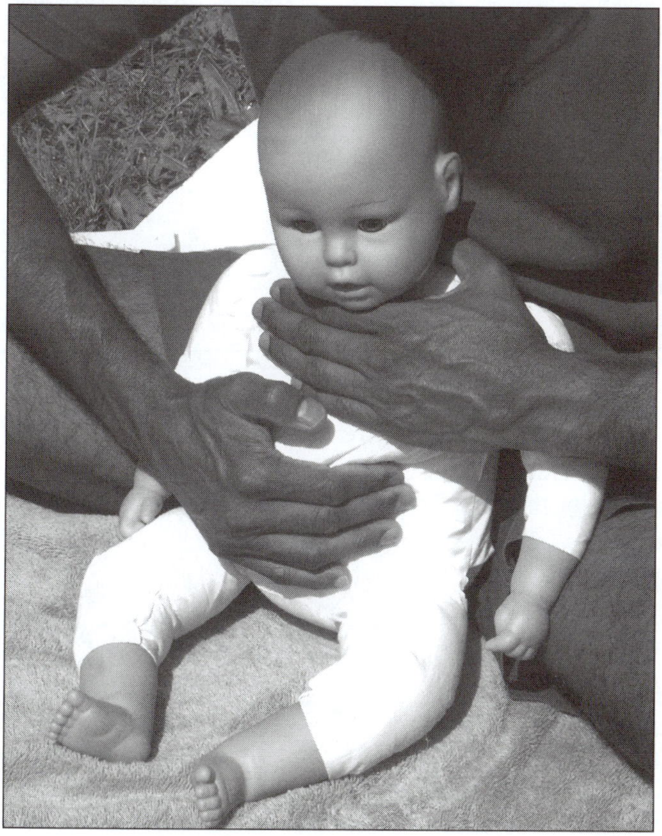

Puis, allongez-le sur le dos, entre vos cuisses, sa tête à l'opposé. Huilez bien vos mains et effleurez jambe par jambe, une main passant sur l'autre. Tenez sa jambe fermement mais doucement, en utilisant votre main entière, la paume et les doigts.

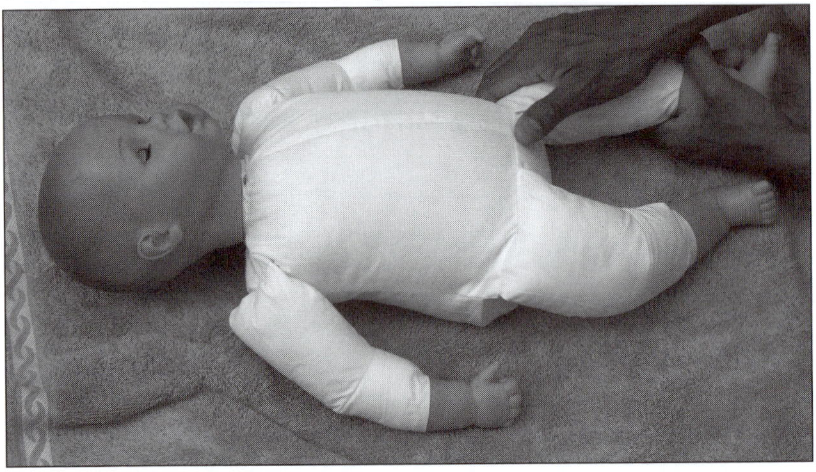

Puis, tenez une cheville, votre main entre ses jambes, effleurez devant et derrière la cuisse avec l'autre main.

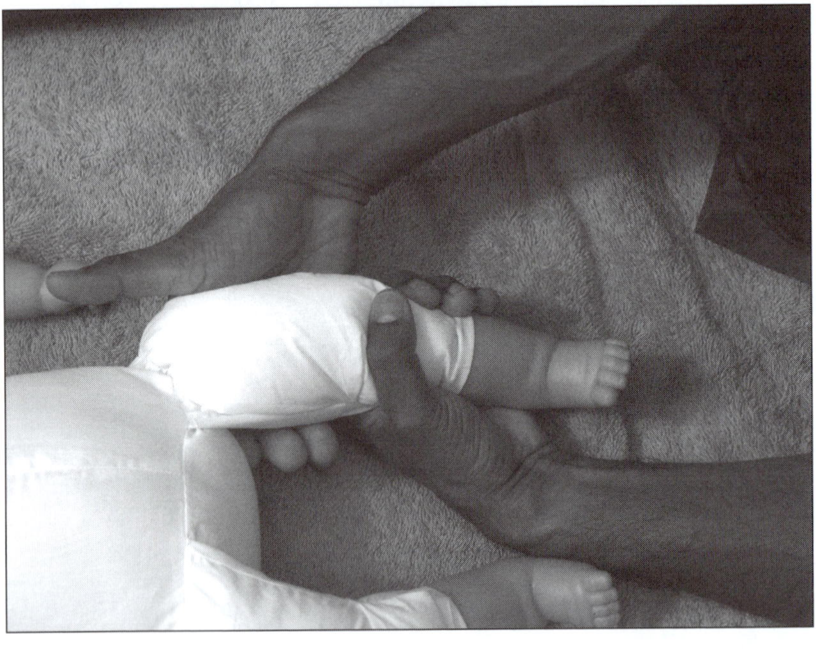

Suivez sa jambe derrière, et tirez son mollet et son pied, en passant une main sur l'autre.

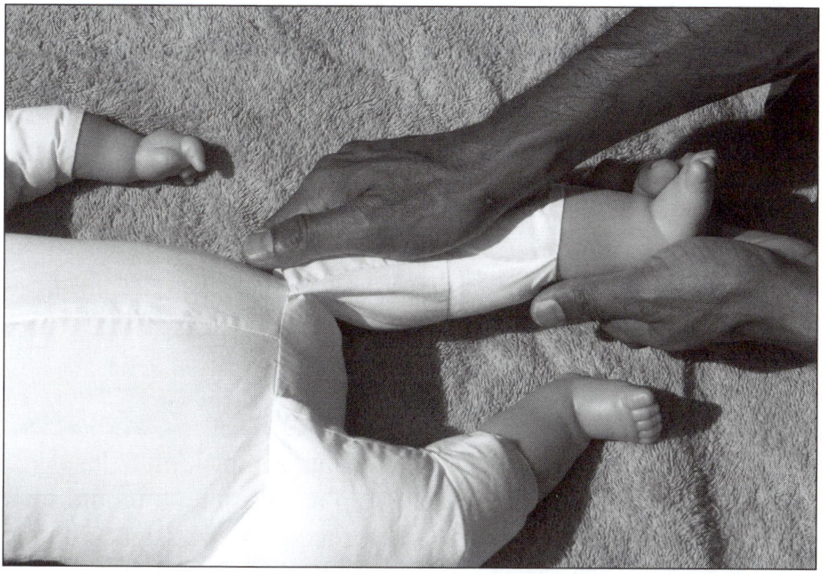

– Pour renforcer ses jambes ?

– Non. La force ne vient pas comme ça, puisqu'on ne fait pas travailler les muscles. La force viendra naturellement, lorsqu'il travaillera contre la gravité, au fur et à mesure de son développement. J'en reparlerai plus tard avec la position debout. Les techniques que je viens de décrire facilitent la circulation du sang et des lymphes dans ses jambes et ses pieds, relâchent ses jambes fatiguées, améliorent leur flexibilité et réduisent les courbures de flexion. La souplesse doit venir avant la force.

– Lorsqu'il est sur le dos, est-ce qu'on peut tester sa souplesse ?

– Oui. Secouez légèrement ses jambes, l'une après l'autre, ouvrez sa hanche en pliant le genou et ramenez son pied à son nombril. Si vous ne sentez aucune résistance, sa hanche est souple. Tenez doucement le pied, en utilisant seulement le poids relâché de votre main, entre ses jambes et massez derrière sa cuisse et ses fesses avec l'autre main. Puis, balancez-le doucement, d'un bloc.

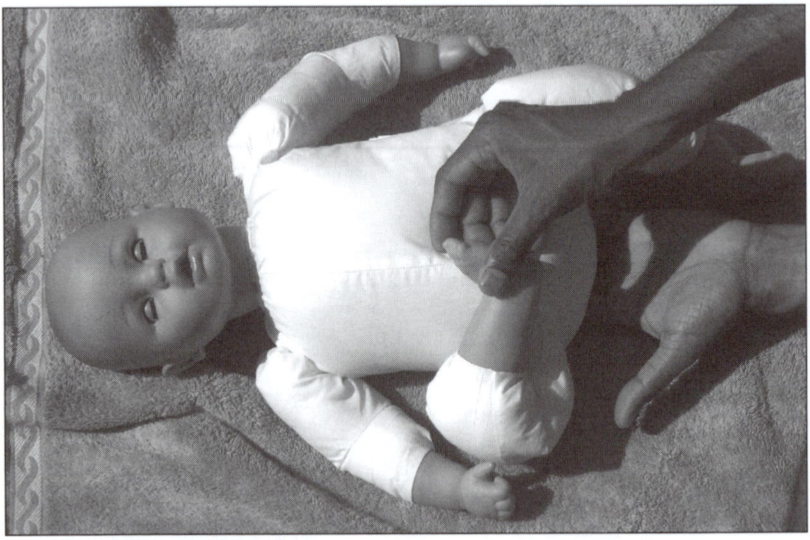

Si le bébé résiste à mettre son pied à son nombril, pliez les deux jambes et levez-les à son nombril le plus possible, toujours sans forcer, puis relâchez. Si vous sentez encore une résistance, faites vérifier ses hanches par un médecin avant de continuer.

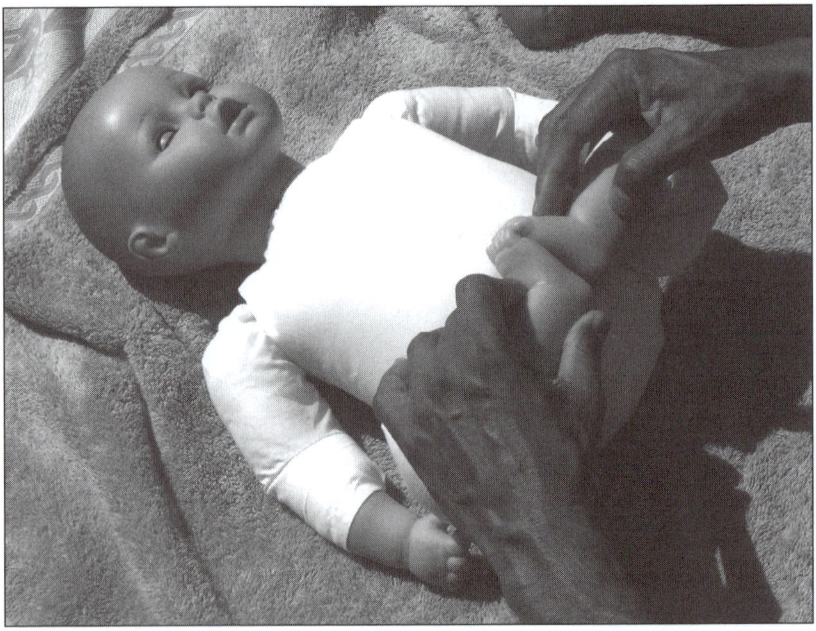

Si aucune pathologie n'est détectée, répétez la procédure en ouvrant les hanches comme nous l'avons dit auparavant, plusieurs fois par jour – vos bras sous les siens, autour de sa taille, vos mains tiennent ses chevilles, les pieds rassemblés, penchez-vous en arrière et bercez doucement et ramenez les pieds l'un après l'autre vers son nombril.

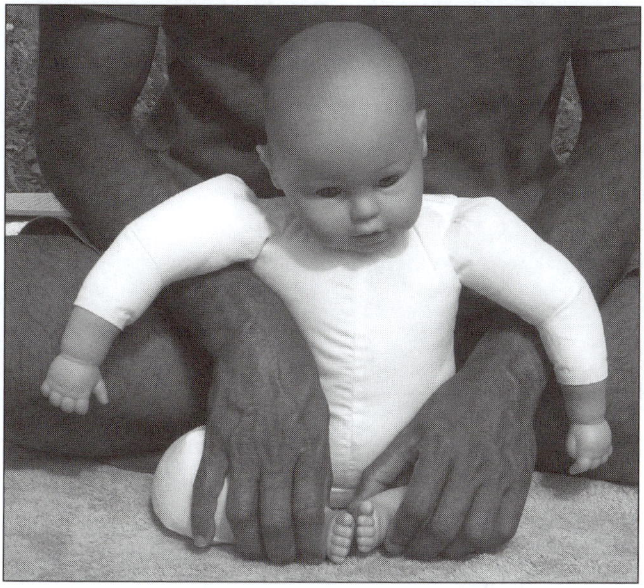

Effleurez encore une fois ses jambes, en passant vos mains l'une sur l'autre.
Puis, tenez la cheville vers le bas avec une main en dépliant doucement son genou. Effleurez derrière le mollet avec votre main libre.
Faites la même chose, bien sûr, à l'autre jambe.

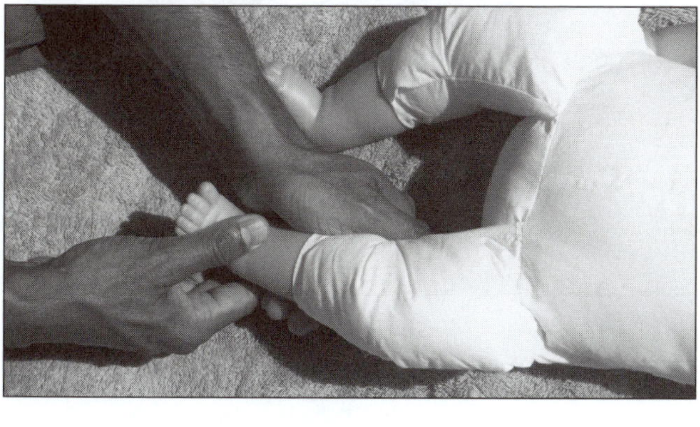

Tapotez ses pieds l'un contre l'autre et faites-le pédaler, en gardant ses pieds rassemblés et ses genoux séparés.

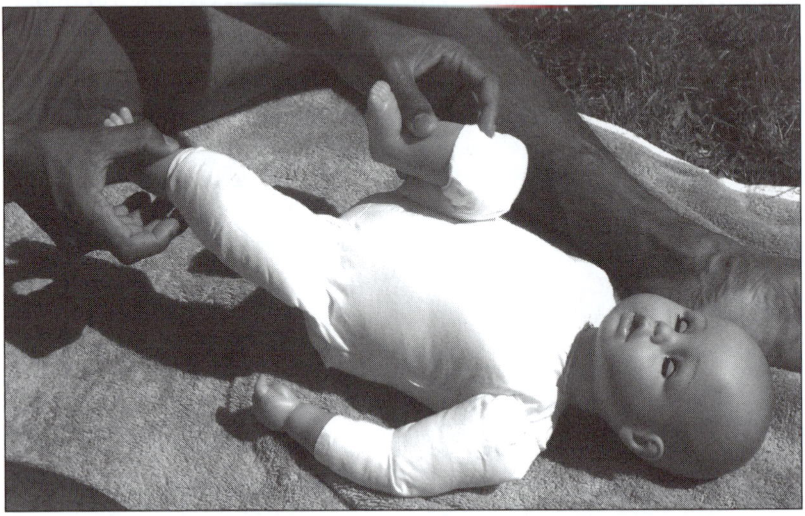

Tapotez ses pieds l'un contre l'autre, puis amenez ses deux pieds vers son nombril et bercez-le d'un côté de l'autre, de tout son corps, doucement et en rythme. Tenez les pieds avec une main et massez son sacrum et le bas du dos avec la paume de votre main libre ; relâchez ses pieds.

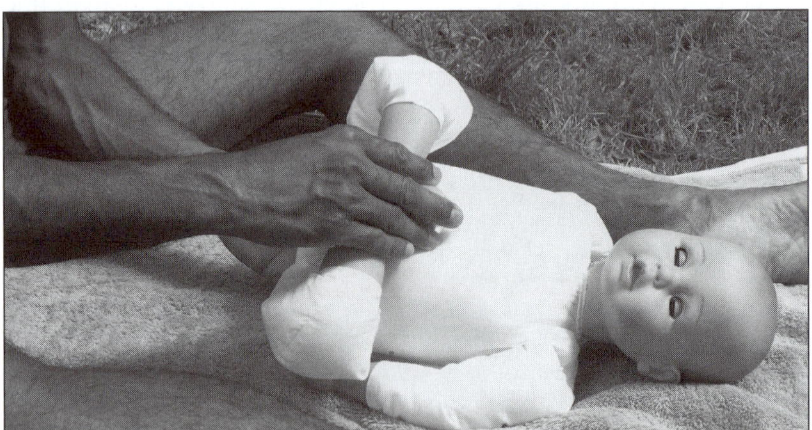

Effleurez-le des hanches jusqu'au pieds, avec une main détendue, deux à trois fois. Puis, mettez votre pouce sur les genoux du bébé et les autres doigts derrière. Cela développe le réflexe de déplier ses jambes. Effleurez jusqu'en bas des jambes, avec une pression ferme mais détendue, tenez-les droites, tirez et poussez, en douceur et en rythme, plusieurs fois.

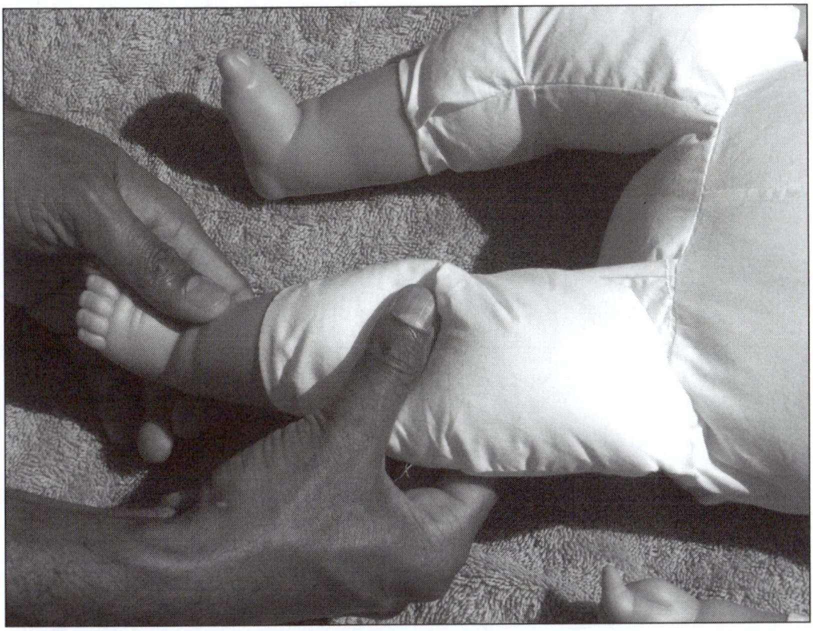

– Qu'est-ce que cela va apporter ?

– Cette méthode facilite la souplesse de ses hanches et des muscles de ses jambes et de ses cuisses. Ils sont à la base d'une bonne posture – ils permettent au bébé de s'asseoir sur ses cuisses et ses fesses et de garder sa colonne droite en se penchant en avant dans tous les sens.

Ces techniques permettront également aux talons et aux pieds d'être bien posés sur le sol lorsqu'il sera prêt à se tenir debout ; il pourra alors être confiant et se sentir en sécurité. Les techniques améliorent et maintiennent aussi les mouvements de ses jambes et de ses pieds, qui lui permettront d'aller encore plus loin.

Ne précipitez pas son développement, respectez chaque étape de sa croissance. De nombreux développements subtils – organiques et psychiques – se produisent à chaque phase.

– Peut-on revenir au massage du ventre ?

– Posez vos mains, toutes entières et relâchées, sur son ventre ; le bas de la paume de la main doit reposer sur son os pubien et vos doigts s'étendent vers ses côtes inférieures ; maintenant, en utilisant seulement le poids relâché de votre main, bougez son ventre, en douceur et en rythme, d'arrière en avant.

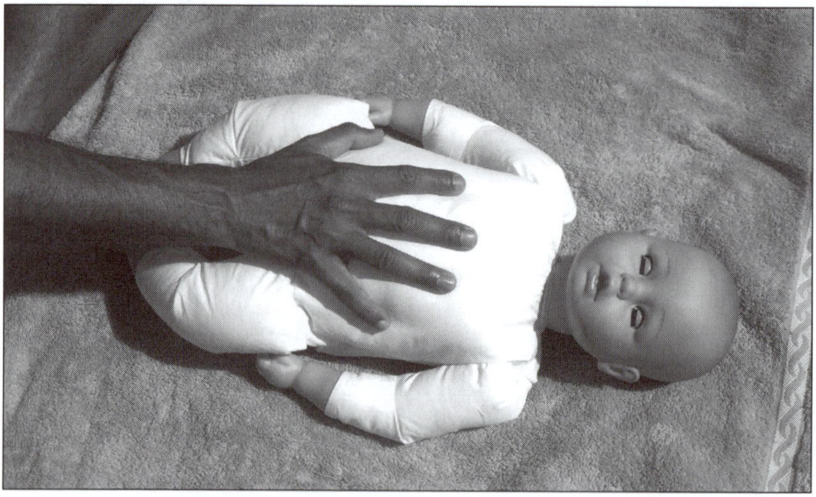

Faites des mouvements circulaires sur son ventre, dans le sens des aiguilles d'une montre, avec une main légère, sans appuyer sur son ventre. N'appuyez surtout jamais car cela lui ferait mal. Ne vous inquiétez pas s'il fait pipi. Encouragez-le plutôt ; cette technique renforce aussi sa vessie et l'aide à prendre conscience de sa fonction. Cela l'aidera à devenir propre rapidement.

Puis, creusez votre main et posez-la, légère, au travers de son ventre, entre les hanches et les côtes. Appuyez très légèrement et poussez en rythme d'un côté de l'autre. Puis, compressez son ventre doucement et relâchez. Finissez par des mouvements circulaires sur le ventre et passez vos mains sur sa poitrine.

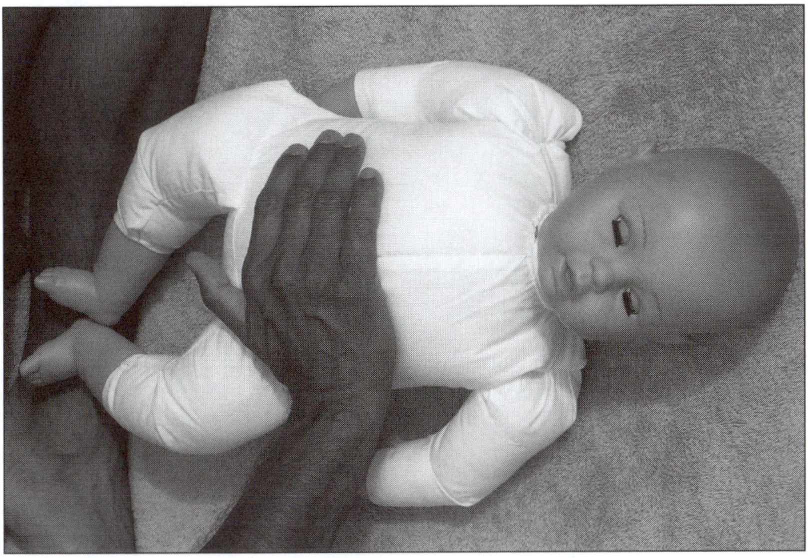

– Quels en sont les bienfaits ?

– Ces techniques détendent votre bébé ; elles apaisent son anxiété, ses coliques et les autres désagréments qui tendent son ventre. Cela lui permet de mieux respirer, en facilitant la descente du diaphragme dans son ventre. Elles stimulent également le colon, libèrent les gaz ou autres obstructions, facilitent la digestion et calment votre bébé.

– Comment ces techniques peuvent-elles avoir des effets apaisants ?

– Elles travaillent sur le *chakra* du nombril qui fournit les méridiens de la digestion : le ventre est aussi le centre des émotions. Il se contracte avec les émotions et la douleur physique et se relâche avec le plaisir. Le bien-être procuré par ces techniques relâche son ventre et tout son corps se détend. C'est la même chose pour le massage de tête.

3e MOIS

Développements et techniques *ayurvédiques* Dépression post-natale

– On dirait que Thomas a beaucoup mûri ces trois dernières semaines, dit Marie, en posant ses affaires sur une chaise. Il sourit maintenant et se tourne vers la personne qui lui parle en répondant « bé », « pé ». Est-ce que vous croyez que c'est grâce aux techniques *ayurvédiques* ?

– Les nourrissons font généralement un bond pendant leur 3e mois. Mais ce que vous lui avez fait l'a sans aucun doute fortement aidé.

– Il est très sensible à son environnement. Il suit même les gens des yeux maintenant.
– C'est pour comprendre leurs émotions. Il devrait maintenant être capable de regarder des objets, situés à 30-40 cm de lui, et les suivre jusqu'à 180°, en tournant sa tête. Vous pouvez voir ses progrès intellectuels dans la lucidité de son regard, son désir qu'on lui parle et d'être pris dans les bras.

– Et, comment doit-il se tenir ?

– Globalement, vous remarquerez son désir de meilleure stabilité par divers mouvements d'extension, même s'il a toujours tendance à se recroqueviller. Allongé sur le dos, il peut se tourner des deux côtés, et non plus d'un seul bloc, mais avec un certain degré de rotation du buste maintenant. Sa tête peut rester dans l'axe, même s'il préfère généralement la tourner d'un côté. Il peut rentrer son menton car les muscles fléchisseurs du cou sont actifs, et il peut amener ses bras sur sa poitrine, les mains au milieu.

Sur le ventre, il peut désormais répartir son poids symétriquement sur ses avant-bras et son buste, les coudes dans l'axe des épaules. Il peut pousser sur ses mains et ses coudes pour lever sa tête de 45° et ouvrir sa poitrine. Petit à petit, il pourra porter son poids sur son ventre et ses cuisses. Il va supporter le poids de ses avant-bras vers ses bras allongés, en faisant quelques changements incontrôlés de poids d'un bras à l'autre.

– On dirait que sa poitrine est un peu rentrée. Est-ce que je peux faire quelque chose pour faciliter son ouverture ?

– Oui. Lorsque vous êtes assise, mettez-le au travers de vos cuisses, la poitrine vers le haut, et laissez sa tête et ses jambes pendre de chaque côté.

Pour revenir au développement postural, il est plus stable lorsqu'on l'aide à s'asseoir. Il ne devrait plus se pencher maladroitement d'avant en arrière ou sur les côtés. Il peut accompagner maintenant ses mouvements en pliant ses bras et en serrant ses muscles abdominaux. Son poids repose principalement sur ses fesses et sa colonne vertébrale.

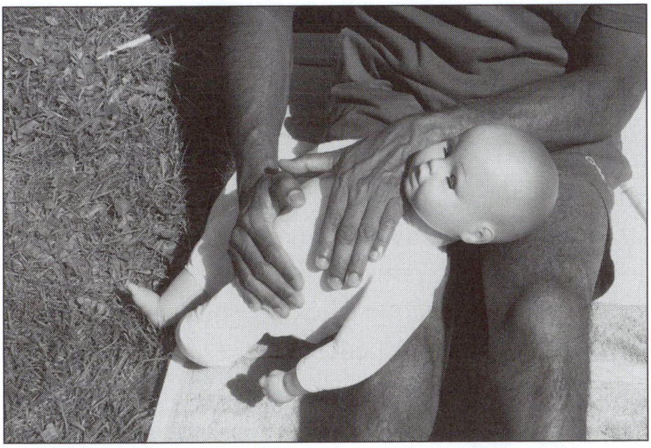

– **A part le mettre sur mes cuisses, est-ce que je peux aussi faire des massages pour ouvrir sa poitrine ?**

– Posez vos mains détendues au centre de sa poitrine, faites-les glisser vers l'avant et sur ses épaules, puis revenez le long des bras, en les tirant doucement. Répétez plusieurs fois. Souvenez-vous, les bras des bébés s'ouvrent vers le bas, sur les côtés et vers l'extérieur. Jouez avec cette séquence de mouvements et ne forcez jamais pour ouvrir ses bras directement vers l'extérieur sans les baisser avant vers le bas puis sur les côtés, car cela risque de lui faire mal.

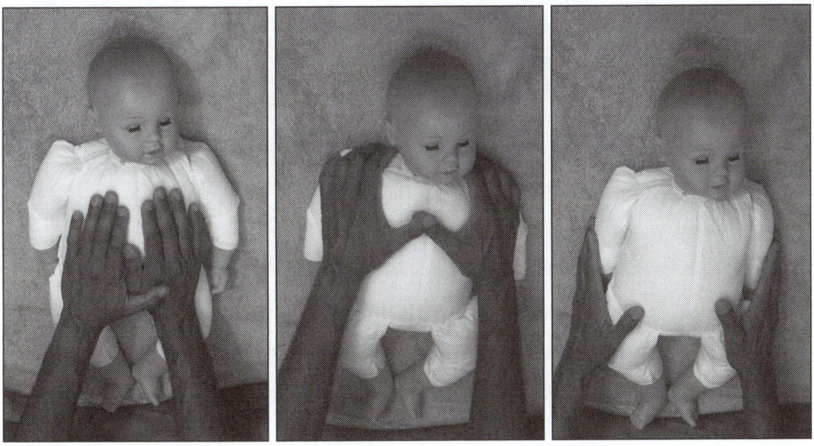

– Que dois-je faire s'il résiste ?

– Plaquez son dos contre votre ventre et vos bras sur ses épaules, bercez-le jusqu'à ce qu'il se détende. Puis, soupesez ses bras vers le bas puis vers l'extérieur sur vos côtés.

Seulement lorsque ses bras s'ouvriront bien de chaque côté, vous pourrez alors continuer avec les mouvements suivants. Lorsqu'il est allongé sur le dos, poussez ses bras vers le haut, en faisant glisser vos mains de chaque côté de sa poitrine et le long de l'intérieur de ses bras, en vous penchant en avant sur vos coudes. Puis effleurez-le des épaules jusqu'aux pieds.

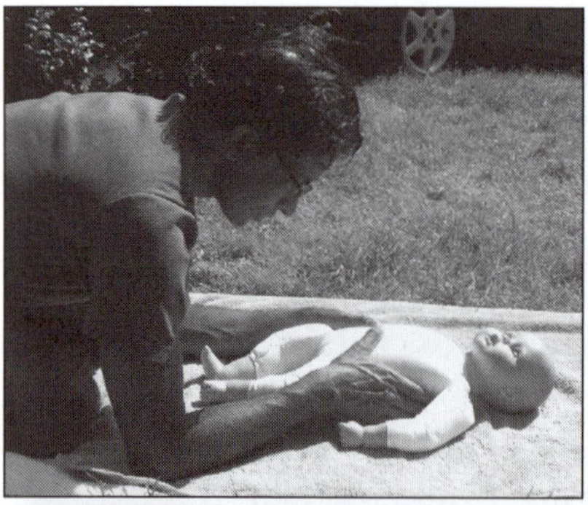

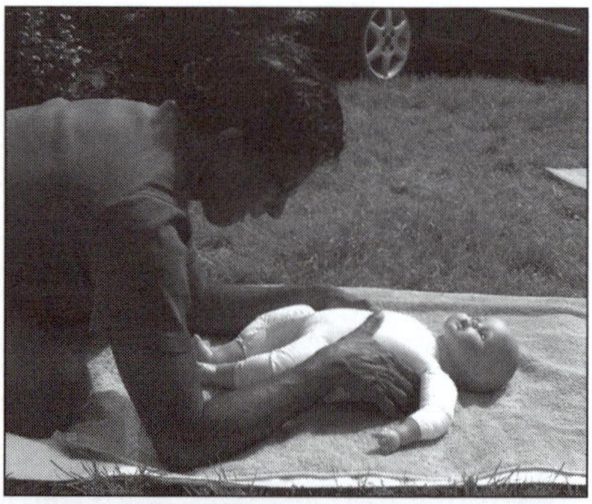

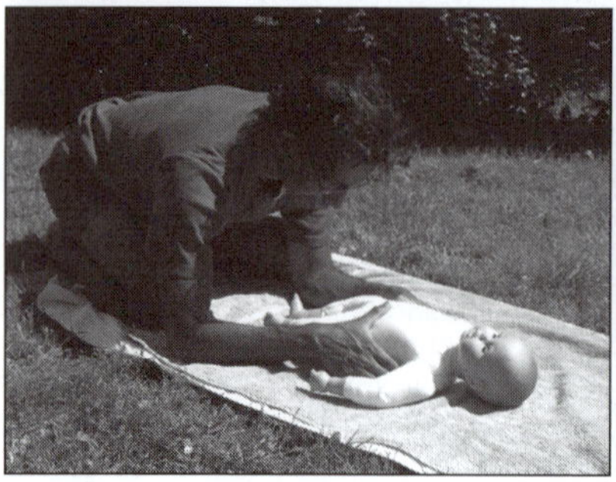

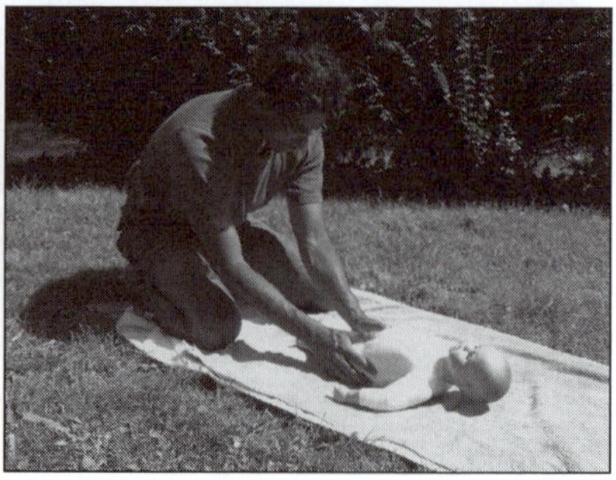

Ces techniques ouvrent sa poitrine et ses épaules, renforcent son dos, approfondissent le volume de sa respiration, et améliorent l'amplitude des mouvements de ses bras.

Roulez-le ensuite sur le ventre et poussez son coude en avant pour qu'il puisse se reposer sur ses avant-bras et ses mains. Puis, effleurez-le fermement avec vos mains détendues, l'une au dessus de l'autre, de la tête et du cou vers le bas. C'est le sens de développement de sa colonne.

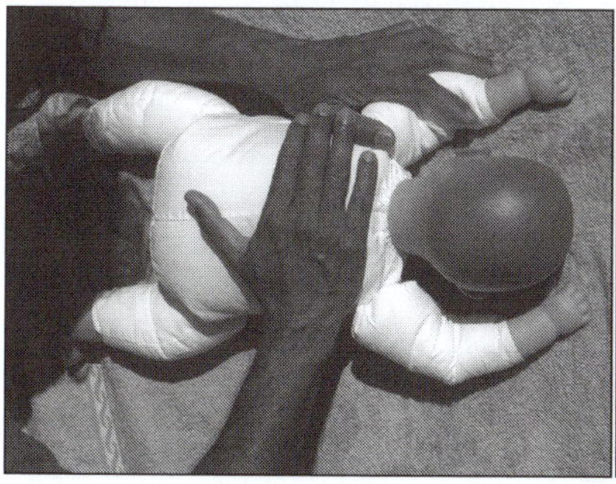

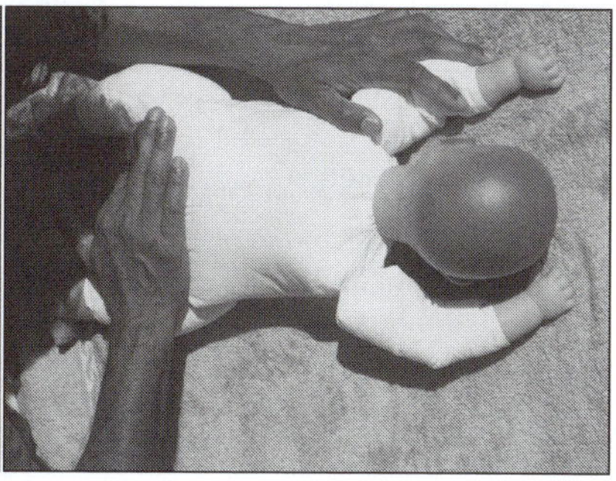

S'il ne peut pas tendre les bras, allongez-le sur le ventre au travers de vos cuisses ; ses bras et ses jambes pendent de chaque côté de vos cuisses, et tirez doucement ses jambes pour ouvrir ses bras.

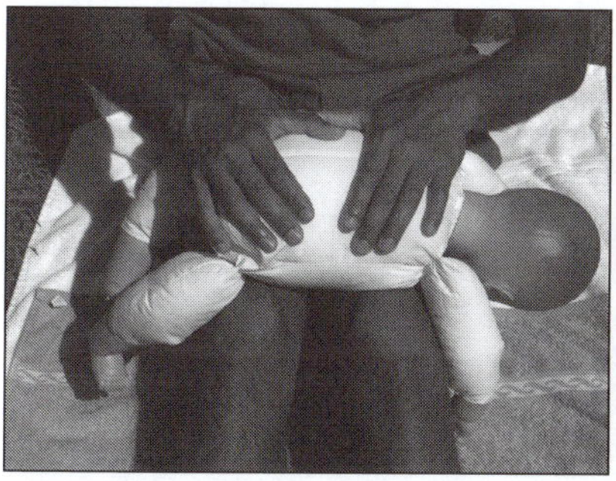

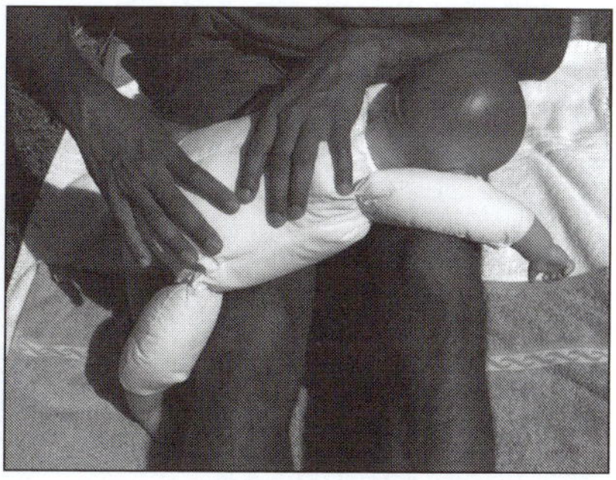

S'il se soulève bien sur le ventre, posez vos mains huilées sur ses épaules, amenez ses bras vers le bas et sur les côtés et tirez-les doucement vers les hanches ; relâchez très rapidement et répétez la même chose avant qu'il n'ait eu le temps de remettre ses mains devant.

– **Quels sont les effets ?**

– Ces techniques renforcent le haut de la colonne, et le poussent à avoir une bonne posture assise et debout. Elles augmentent son volume de respiration et de prise d'oxygène, et renforcent ses mains, ses bras, ses épaules et son dos. Elles étirent les abdominaux et relâchent son ventre. N'essayez pas de soulever votre bébé en faisant cela ; il doit se soulever lui-même. S'il ne le fait pas, c'est qu'il n'est pas encore prêt pour ces techniques.

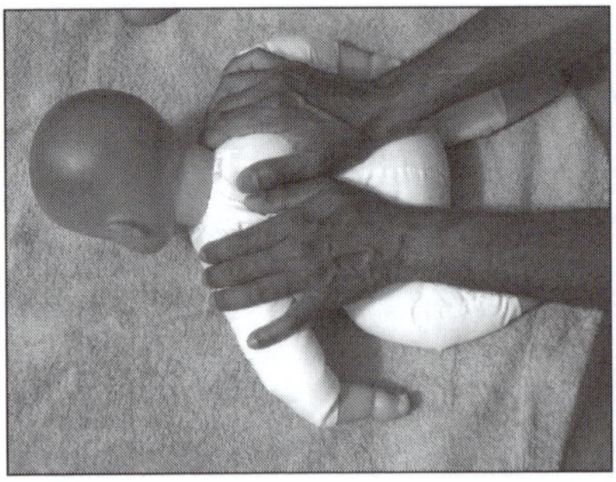

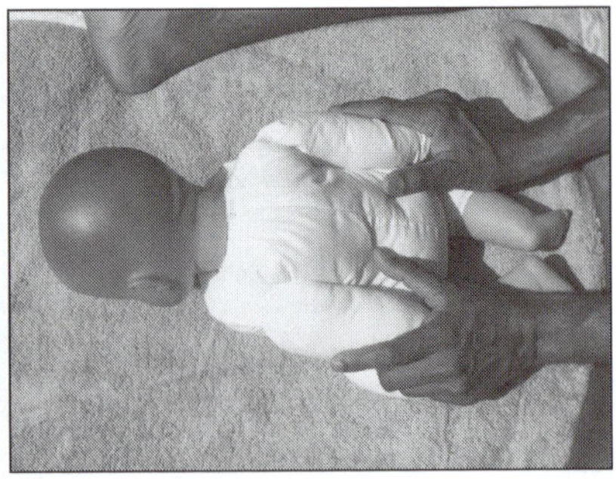

– Que se passe-t-il si on le force à le faire ?

– Cela restreint son souffle et lui coupe son oxygène.

– C'est horrible ! Je n'y aurais pas pensé.

– Ensuite, faites un creux avec votre main et tapotez légèrement sur tout son dos, de haut en bas de la colonne. Cela renforce les muscles qui supportent le haut de la colonne.

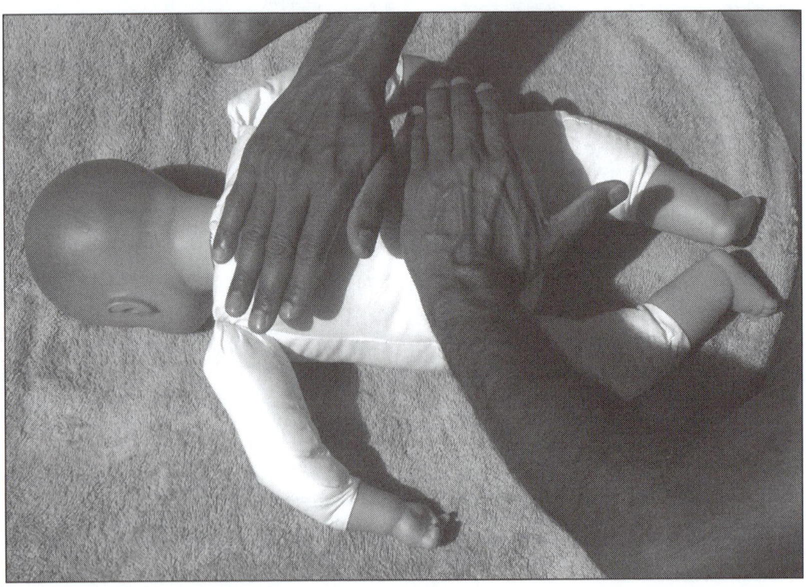

Maintenant, toujours avec une main souple, massez le bas de son dos, dans le sens contraire des aiguilles d'une montre, pour réduire toute pression dans cette partie.

– **Pourquoi dans le sens contraire des aiguilles d'une montre ?**
– Vu de dos, c'est le sens de la digestion dans son ventre. Mais lorsque vous massez son ventre, vous le faites dans le sens des aiguilles d'une montre car, vu de devant, c'est le sens de la digestion.

Puis, placez l'intérieur d'un de ses pieds sous ses fesses, relâchez et massez cette jambe, en passant une main au dessus de l'autre, en tirant vers le bas tout doucement. Faites la même chose avec son autre pied. C'est pour assurer la bonne souplesse de ses genoux et de ses chevilles ; elle est vitale pour son équilibre et prévient d'éventuelles dislocations des hanches lorsqu'il est agenouillé.

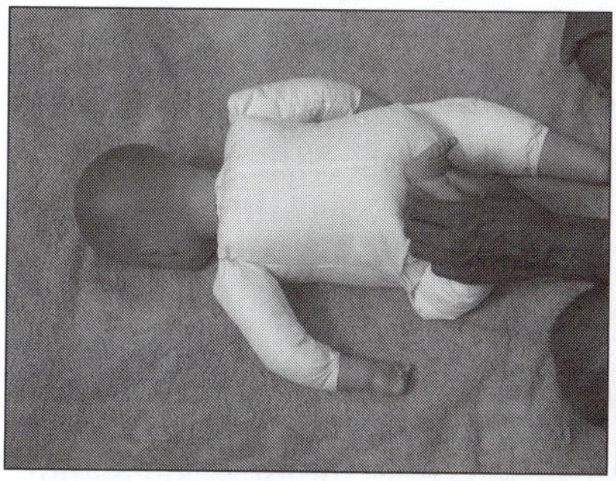

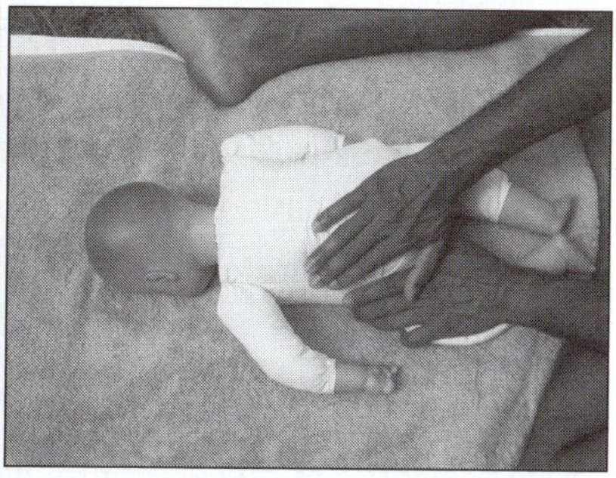

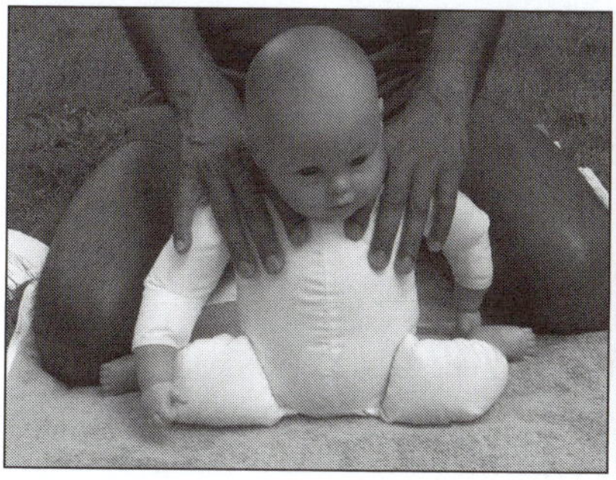

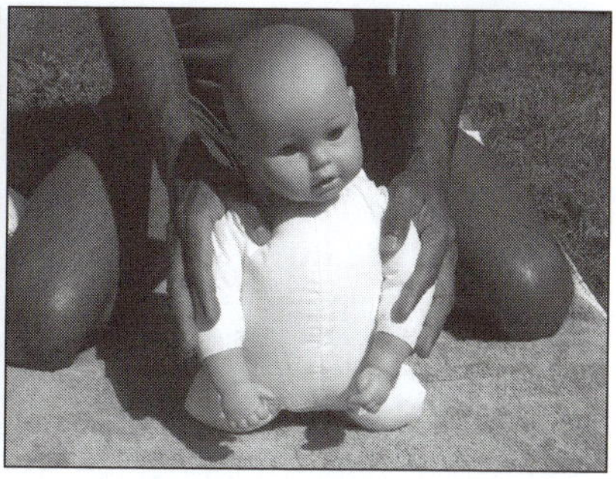

Mauvaise posture **Bonne posture**

– Et s'il résiste ?

– S'il résiste, ses hanches sont encore trop rigides. Refaites les mouvements dont on a parlé avant. Puis continuez progressivement et patiemment. Faites attention lorsque vous touchez à ses hanches : si vous voyez une soudaine rigidité, accompagnée de fièvre et de pleurs, amenez-le chez votre médecin immédiatement. Ne touchez même pas ses hanches.

– C'est difficile de voir parfois d'où vient la douleur lorsqu'il ne peut pas parler.

– Si vous êtes attentive, vous le verrez dans ses mouvements. Par exemple, il peut porter sa main à une oreille qui lui fait mal. Vous vous habituerez.

Pour compléter les séquences de massage que nous avons commencées, effleurez son dos plusieurs fois, des épaules jusqu'aux pieds, en utilisant le poids de vos mains, souples.

– Nous n'avons pas parlé du visage et de la tête.

– Il suffit de les masser par des caresses pour un enfant de son âge. Les enfants nés avec des forceps ont souvent besoin de décontracter la nuque.

– Ce n'est pas le cas, sinon, que doit-on faire pour décontracter la nuque ?

– Si la base de la nuque est contractée, le bébé tient toujours son menton en l'air. Il ne peut pas trouver de position confortable pour dormir et tourne constamment sa tête d'un côté de l'autre. Il va aussi perdre ses cheveux derrière sa tête à cause de la friction. Vous pouvez l'emmenez voir un ostéopathe crânien de préférence.

Vous pouvez aussi faire la chose suivante :
Après avoir massé sa tête avec de l'huile de sésame ou de coco, suivant le climat et l'endroit, allongez-le sur le dos, sa tête près de vous. Soutenez sa nuque et sa tête dans vos paumes, les mains et les poignets relâchés. Ne tirez surtout pas.

Doucement, vous sentirez, après quelques mouvements de gêne, que sa tête devient plus lourde dans vos mains. Faites-le chaque jour pendant cinq minutes avant de l'endormir. Les tissus et les muscles de sa nuque se détendront avec le temps.

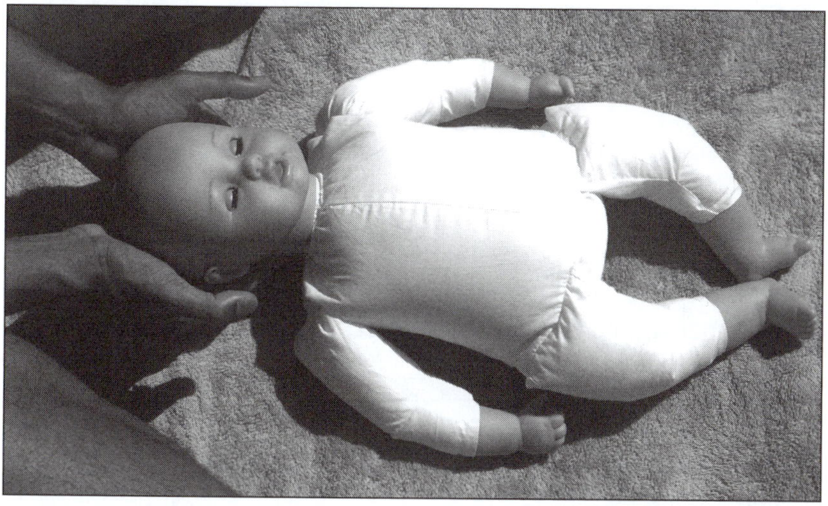

– Quels sont les mouvements à éviter avec un bébé ?

– Et bien, c'est une liste énorme !

– Donnez-moi les conseils les plus pratiques. On en a déjà vu quelques uns, n'y en a-t-il pas d'autres ?

– Et bien, ne massez jamais votre bébé contre sa volonté. Allez toujours dans son sens. Prenez-le s'il pleure, ponctuez toujours par des câlins, des bisous et vos chansons favorites.

– Que suggérez-vous pour introduire la position assise ?

– Faites toujours asseoir votre enfant sur le derrière de ses jambes et de ses fesses, les pieds et les genoux ouverts, en le faisant pencher de 45 degrés. Entourez-le d'une main, en la passant sous ses bras, et laissez ses deux mains libres de se pencher en avant, puis effleurez son dos avec votre main libre, de haut en bas, en poussant le bas de ses hanches vers le bas. Cela l'aide à trouver un bon équilibre assis. Sa tête se place naturellement, tout comme sa colonne descend, bien droite.

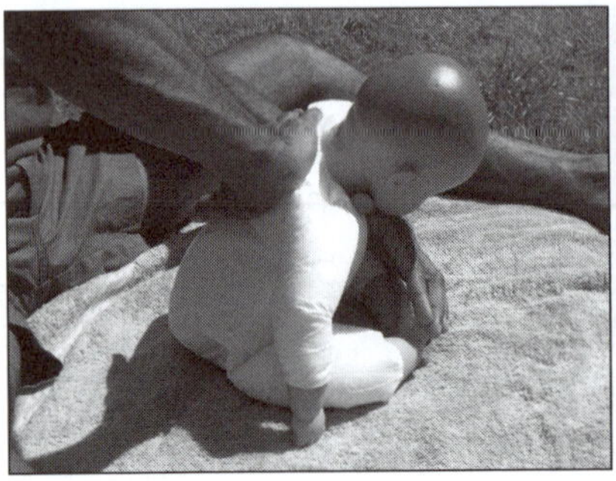

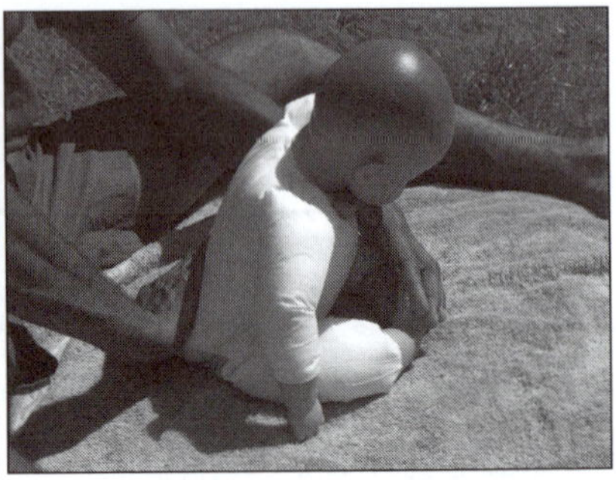

Puis, passez vos bras au dessous des siens, en calant son buste avec vos avant-bras et posez vos mains sur ses jambes pour les maintenir bien au sol. Cette position lui permet de bouger, de renforcer et de coordonner son buste avec ses bras et ses jambes.

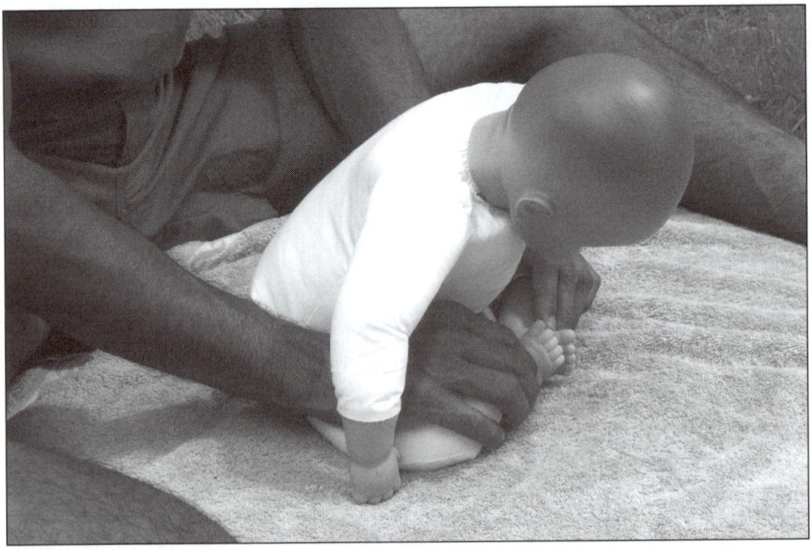

Suivant la force de son cou, vous pouvez faire la gymnastique suivante. Assis, les hanches ouvertes, les genoux vers l'extérieur et les bras devant, passez vos bras sous ses aisselles, attrapez ses pieds, rapprochez-les et tenez-les fermement. Vous devez vous agenouiller derrière lui pour faire tout ça. Puis, soulevez-le doucement, tout en soutenant son dos contre votre ventre et en le balançant d'un côté de l'autre. Veillez à bien avoir vos bras sous ses aisselles.

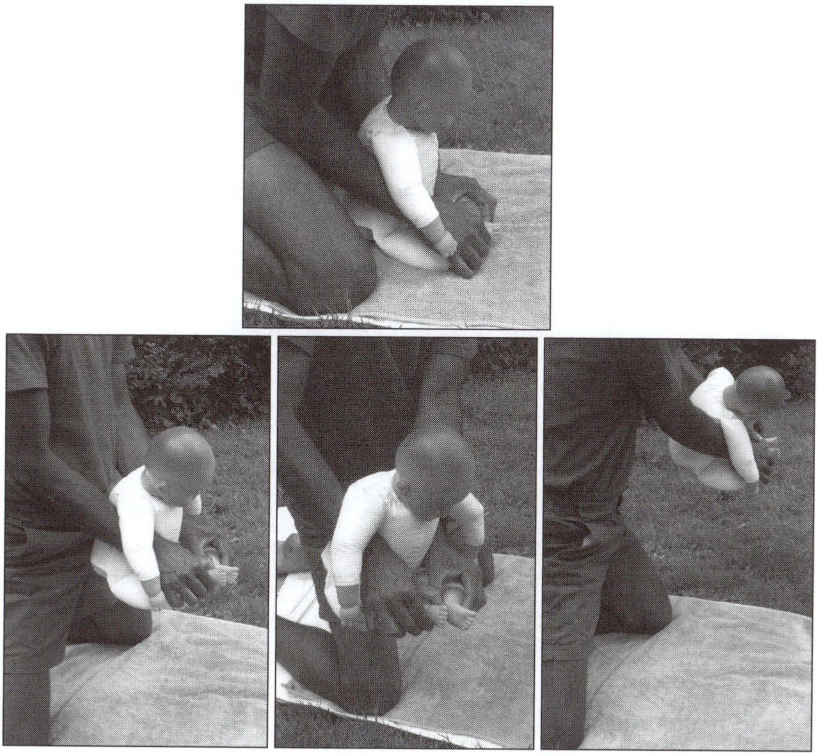

– Quels sont les gestes à éviter pour aider un bébé à s'asseoir ?

– Tenir le bébé par les mains.

– Pourquoi ?

– Parce que les poignets ne sont pas totalement formés. Tirer de cette manière accentue aussi la courbure de la colonne, gêne la respiration et la digestion. Cela va également dans le sens contraire de celui de son développement naturel.

– A quoi reconnaissez-vous qu'un bébé est prêt à s'asseoir ?

– Allongé sur le ventre, il peut se soulever avec ses bras et ses mains.

– Cette gymnastique dont vous venez de parler, à partir de quand peut-il la faire en toute sécurité ?

– Lorsqu'il peut bien s'asseoir, sans soutien. Ne le faites pas trop souvent maintenant.

– S'il est blessé ou sa peau est trop sensible, est-ce que je peux le masser ?

– Non, ne faites pas de massage. Allez voir votre médecin. Tout comme pour des raideurs exagérées ou de la fièvre.

– Comment les techniques *ayurvédiques* relaxantes réduisent-elles l'anxiété d'un enfant ?

– Les muscles, qui constituent la première ligne de défense du corps, se contractent pour réduire la douleur émotionnelle. Les techniques *ayurvédiques* dispersent l'énergie stagnante dans les muscles et rétablissent l'équilibre émotionnel.

– Pourquoi les massages de bébé sont-ils aussi bénéfiques pour les mamans lors de dépressions post-natales, enfin, je veux dire, en plus des techniques *ayurvédiques* effectuées sur elles directement ?

– En massant son bébé, la maman libère ses émotions stagnées qui resserrent les méridiens. Cela augmente le flux d'énergie vitale de ses méridiens. De plus, les techniques ventre contre ventre avec le bébé aident non seulement le bébé, mais aussi la maman. Elles stimulent les deux *chakras* liés à l'élément *terre* et à l'élément *eau* qui, lorsqu'ils sont affaiblis, sont à l'origine d'une dépression post-natale.

– Est-ce que je peux masser Thomas avant un vaccin ?

– Oui, et attendez au moins 24 heures après pour reprendre.

– Vous parlez toujours de masser avec une main légère mais ferme. Pouvez-vous m'expliquer pourquoi ?

– Le toucher doit être souple mais ferme – un toucher qui transmet la confiance et l'amour. La caresse est plaisante, mais physiologiquement insuffisante pour faire circuler efficacement l'énergie dans les organes, les nerfs et les veines. Lorsque le toucher est ferme, il communique à l'enfant qu'il est résilient et capable. Cette communication par le toucher est importante pour son développement. Et souvenez-vous toujours des trois ingrédients les plus importants dans le développement du bébé : son endurance vient de son diaphragme et de son ventre, sa souplesse de ses articulations, sa force de ses muscles. Je les cite dans leur ordre de priorité. Ne sacrifiez pas la souplesse pour avoir de la force plus rapidement. Les techniques dont on a parlé inculquent à l'enfant cet ordre particulier.

4e MOIS

Développements
Utilisation des huiles essentielles

– J'ai quelques questions sur l'utilisation des huiles essentielles sur Thomas, demande Marie en sortant quelques fioles de son sac.
– Comment va-t-il ?
– Il a presque 18 semaines maintenant. Selon son médecin, sa croissance est parfaite. Il est gai, il grandit vite et il prend beaucoup de place dans notre vie. Il parle beaucoup aussi – toutes sortes de sons.
– A ce stade, l'enfant produit une grande variété de sons et ne cesse de les répéter. Il peut déjà moduler sa voix, fixer son regard sur les gens, les examiner et explorer attentivement leurs émotions. Non seulement il peut réagir aux émotions des autres, mais il peut aussi les intérioriser.

En ce qui concerne la posture, il est beaucoup plus stable lorsqu'il est sur le ventre ; sa tête tient mieux et ses mouvements d'extensions lui procurent une meilleure relation avec son environnement. Il ne se satisfait plus de seulement manger et dormir. Il veut entrer en contact avec son entourage. S'il n'y arrive pas, il pleure pour faire connaître son désir.

– Comment répartit-il son poids dans les diverses postures ?

– Lorsqu'il est allongé sur le dos, il porte son poids symétriquement sur la tête, le buste et les hanches. Il peut tourner la tête de chaque côté, le menton rentré ; ses abdominaux étant maintenant actifs, il peut mieux soulever sa tête. Il devrait être capable de lever ses mains, de les mettre dans l'axe et de les regarder. Il coordonne de nombreux mouvements, du corps et de la tête ; il commence à jouer et à mettre les choses à la bouche.

Sur le ventre, il répartit son poids sur les avant-bras, les mains et le ventre. Il peut soulever sa tête jusqu'à 90°. Ses jambes sont toujours pliées et tournées vers l'extérieur, mais il peut maintenant étirer les genoux. Ses coudes sont maintenant au niveau de ses épaules, ce qui lui permet de rester plus facilement dans cette position. Il peut tenir sa tête dans l'axe, le menton rentré pour allonger son cou, et lever la poitrine. Il peut même ramper comme un lézard.

– Et lorsqu'on l'aide à s'asseoir ?

– Le poids se répartit sur les fesses, les jambes et les mains. La tête est dans l'axe avec ses épaules. Le haut de la colonne s'allonge mais il fait encore le dos rond. Il peut lever sa tête, rassembler ses omoplates et ouvrir brièvement ses bras. Il peut supporter son poids les bras tendus, mais ne bouge pas dans cette position.

– Revenons à ma question initiale sur l'utilisation des huiles essentielles.

– N'utilisez les huiles essentielles qu'avec précaution, même pour les enfants jusqu'à 12 ans. Le foie d'un enfant n'est pas complètement mature pour les assimiler correctement.

– Elles passent dans le foie, même si on ne les avale pas ?

– Oui. Elles sont absorbées dans le système circulatoire par les follicules des poils et des glandes sudoripares. Et il faut aussi faire attention à l'impact des senteurs sur les émotions, car les enfants sont plus sensibles aux odeurs que les adultes.

– Quelle dilution puis-je utiliser alors ?

– Il ne faut pas utiliser d'huiles essentielles avant 8 semaines car elles interfèrent avec l'odeur de la mère. Un enfant a besoin de sentir sa mère pour la reconnaître.

– On dirait que vous parlez encore une fois d'un bébé animal. C'est horrible !

– Et bien, prenez-le comme vous le voulez. L'inactivité relative des autres sens rend l'odorat d'un bébé plus fin que celui d'un adulte. C'est par l'odorat qu'il reconnaît sa mère au début, puis par la texture de sa peau, sa température et sa voix. La mère ne devrait pas mettre de parfum non plus à ce moment. Et il est préférable d'éviter de porter des vêtements lavés à sec pour la même raison.

– Et à partir du 3e mois ?

– Pour revenir à votre question sur la dilution, utilisez 2 gouttes d'huiles essentielles pour 4 cuillers à soupe d'une huile de base comme de l'huile de sésame, d'olive, de tournesol, d'amande douce ou de pépins de raisin. N'utilisez l'huile de coco que pendant l'été, mais ne sortez pas votre bébé dehors la nuit avec l'huile de coco. Vous pouvez ajouter de l'huile de coriandre s'il est agité. Si vous êtes au soleil, couvrez bien sa fontanelle avec un coton imbibé d'huile de coco ou de sésame et couvrez entièrement sa tête avec un chapeau.

– Quelles huiles peut-on utiliser en toute sécurité ?

– Voici quelques utilisations possibles : pour les troubles du **sommeil**, la lavande et l'oliban ; pour la **peau sèche**, le calendula ; pour les **lentes**, le tea-tree ; pour les **poussées dentaires**, la camomille et la lavande ; pas d'huiles essentielles lors d'infections cutanées : écorchures, varicelle, rougeole, mais vous pouvez utiliser après l'infection, du calendula et du bois de santal ; pour les **toux** et les **rhumes**, l'eucalyptus, le tea-tree et l'ail frais sous les pieds ; pour les **oreilles douloureuses**, le tea-tree, la camomille et la lavande, mais surtout ne rien mettre dans l'oreille elle-même, et consultez un médecin ; pour **l'eczéma**, le bois de santal ; pour les **coups de soleil**, le calendula et le bois de santal ; pour les **bleus**, l'arnica. Les huiles essentielles sont toujours à utiliser en usage externe.

Faites toujours un test au préalable avec le mélange d'huile essentielle et de l'huile de base en haut de son bras ; laissez 20-30 min ; s'il n'a pas de réaction, vous pouvez l'appliquer sur le corps et la tête. N'appliquez rien sur une peau infectée, ni sur les bleus. Ne donnez pas d'huiles essentielles sur un morceau de sucre à sucer, elles sont trop concentrées et certaines sont mêmes neurotoxiques.

– Y a-t-il des contre-indications pour l'utilisation des huiles essentielles ?

– L'épilepsie, la fièvre, les maladies infectieuses, un choc, des troubles cardiaques ou circulatoires, des problèmes de foie, de poumons et toutes les maladies graves. Consultez votre médecin en cas de doute.

– Est-ce que je peux utiliser un diffuseur électrique dans sa chambre ?

– Non. Ils détruisent la structure des molécules de certaines huiles et elles peuvent sentir bizarre. Mettez simplement quelques gouttes d'huiles essentielles dans un bol d'eau chaude, loin du bébé, pendant environ 15 minutes. Utilisez la même huile pour que le bébé s'habitue et associe l'odeur à la relaxation et à des moments agréables. Vous pouvez le faire juste avant de le masser, comme un prélude.

– Est-ce que je peux utiliser de l'encens ?

– Non. La fumée irritera les poumons du bébé. Pour la même raison, utilisez les adoucissants et le lavage à sec avec précaution, car ils sont trop forts pour l'odorat de votre bébé. Certains peuvent provoquer des allergies respiratoires ou cutanées sans que vous vous en aperceviez. Si vous devez porter des vêtements lavés à sec pour le travail, changez-vous avant de prendre votre bébé dans les bras. Les mêmes précautions doivent s'appliquer pour les déodorants, les parfums et les rafraîchisseurs d'haleine.

Faites attention aux laits et savons pour le bain, si votre bébé a la peau sèche qui s'écaille et s'il est agité après le bain. Utilisez de préférence des produits sans parfum, des cold cream naturelles de cire d'abeille ou d'huile de calendula pour hydrater et nourrir sa peau. Vous n'avez pas besoin non plus de savonner sa peau tous les jours – l'huile nettoie ; laver seulement les parties intimes avec un lait sans savon.

– J'ai entendu dire que les gens en Inde huilent leurs bébés le matin et les mettent au soleil.

– C'est vrai dans les villages. Les parents dans les grandes villes indiennes n'ont cependant plus le temps de le faire. Le soleil matinal des pays tropicaux est un bon stimulateur d'immunité. Vous ne pouvez pas le faire en France, sauf l'été avant 10 h et après 16 h. Mais pour stimuler l'immunité, vous pouvez mélanger des huiles essentielles de gingembre, de curcuma et d'ail sur une base d'huile d'olive. Appliquez deux fois par semaine avant de le coucher. Attention, le curcuma va tâcher ses vêtements – mais c'est un prix moindre pour avoir une meilleure immunité !

– Quelqu'un m'a dit qu'il valait mieux mettre le bébé face à la route lorsque je le mets dans un porte-bébé.

– Lorsque le bébé est face à la route, son dos est étendu contre votre poitrine ; même si cela parait moins intéressant pour la maman, c'est beaucoup mieux pour sa respiration, sa digestion et la croissance de sa colonne. De plus, les premières semaines, cette position offre un meilleur support pour le cou. Si vous le mettez dans l'autre sens, contre vous, veillez à ce que sa posture ne soit pas trop courbée et que sa tête soit bien supportée, surtout au début.

5e MOIS

Développements
Attachement excessif
Congestions dans la gorge
Pieds tournés vers l'intérieur
les oreilles et les sinus - Yeux collants

Suzanne, une avocate de Nice et cliente occasionnelle, vient me voir lors d'un déplacement professionnel à Paris. Elle a un fils de 5 mois, Jérôme, et vient de reprendre le travail après une absence de huit mois de son cabinet.

– Mon fils a sans cesse des problèmes ORL. Ils reviennent toujours.
– Est-il né avec des forceps ? je lui demande.
– Oui. J'ai vu un ostéopathe après. Cela a réduit ses problèmes mais ne les a pas fait disparaître. Il ne dort pas bien la nuit. Ses narines sont souvent bouchées de mucus ; la nuit, il a du mal à respirer et se réveille.
– Surélevez légèrement sa tête pour dormir, en mettant quelque chose sous son matelas. Ne le faites pas dormir sur un oreiller, cela peut augmenter les allergies respiratoires.

– Et pour ses congestions nasales ?

– Asseyez-vous par terre, adossée au mur et vos genoux repliés. Mettez-le sur vos cuisses face à vous. Appuyez légèrement avec votre index au bout et à côté de chaque narine ; ouvrez-les doucement vers le bas, faites quelques cercles. Essayez sur vous avant.

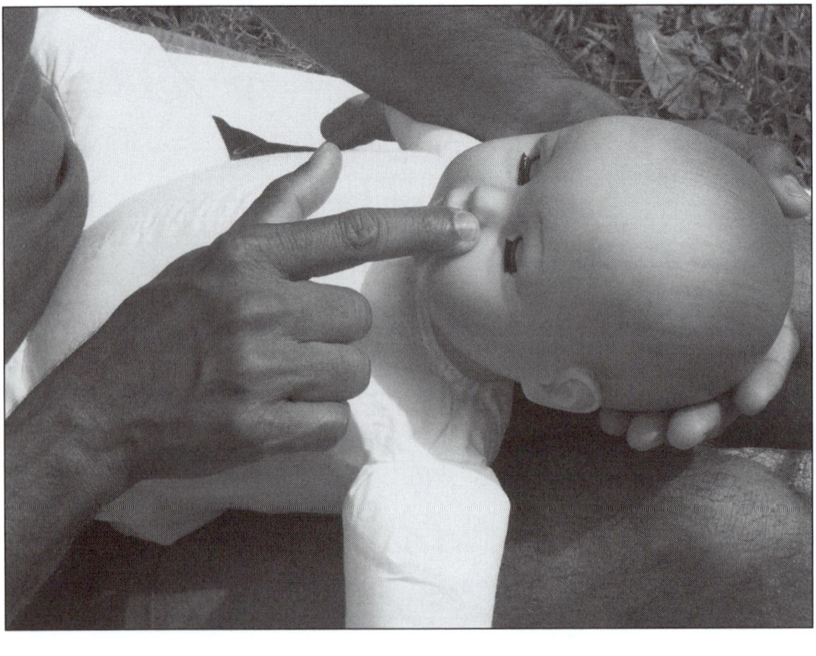

– Comment cela va-t-il agir sur ses problèmes de congestion ?

– Ce sont les points *marma* liés au système respiratoire. Cette technique décongestionne les passages respiratoires comme la trachée et les sinus.

– Est-ce que je dois aussi masser sa poitrine ?

– Oui. Agenouillez-vous sur un coussin et posez-le sur vos cuisses face à vous. Ouvrez ses jambes autour de votre taille et, en utilisant le poids léger du creux de vos mains, tapoter sa poitrine quelques minutes. Tournez-le et tapotez son dos et ses côtés. S'il est très congestionné, il est possible qu'il vomisse légèrement car les tubes bronchiaux se compriment et expulsent le mucus.

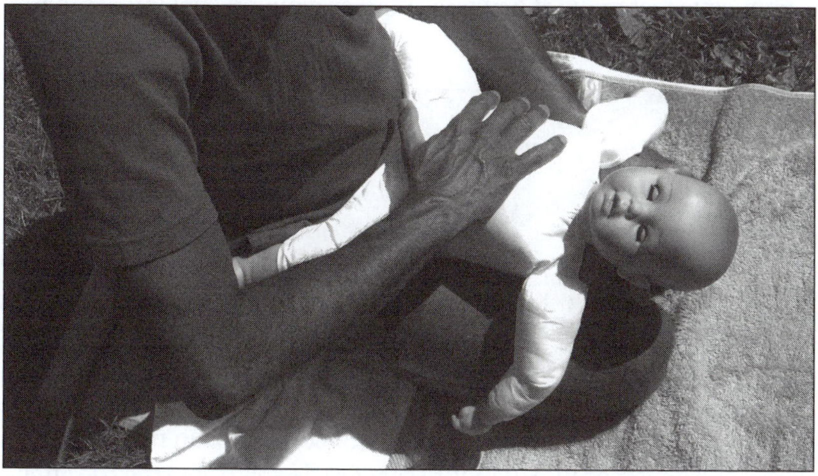

– Quelles huiles essentielles puis-je utiliser ?

– L'eucalyptus et la lavande sont conseillés pour les massages externes. N'utilisez qu'une à deux gouttes pour deux cuillers à soupe d'une huile de base. Surtout n'utilisez pas les huiles en usage interne.

– Ses yeux collent parfois beaucoup.

– Des yeux qui collent sont parfois le signe d'une infection, cela nécessite un diagnostic médical. Consultez votre médecin si les symptômes persistent et si l'œil devient rouge. Cela arrive-t-il souvent ou seulement parfois ?

– En fait, très régulièrement.

– L'œil, qui colle et qui pleure constamment, peut provenir d'une obstruction du conduit lacrymal. Les conduits lacrymaux sont entourés d'une membrane muqueuse qui bordent aussi les narines. Lorsque cette membrane devient inflammée et enflée, les conduits lacrymaux se bouchent et font couler les larmes des yeux au lieu de passer par le nez.

– Que peut-on faire ?

– Les glandes lacrymales et les conduits sont situés dans le creux de l'os nasal dans le coin de l'œil. Les conduits lacrymaux longent le haut du nez. S'il n'a pas d'infection, mettez votre index dans le coin de son œil et appuyez légèrement sur son nez. Puis, après avoir stabilisé sa tête avec votre main libre, faites descendre votre doigt le long de ses narines et sous ses pommettes. N'utilisez aucune huile pour cette technique et veillez à avoir les mains parfaitement propres et les ongles coupés.

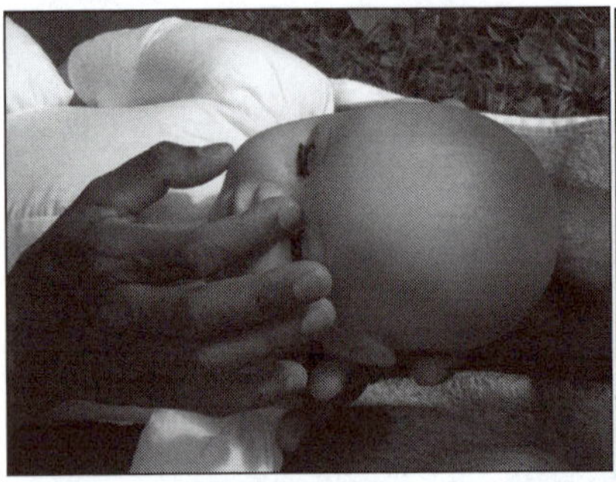

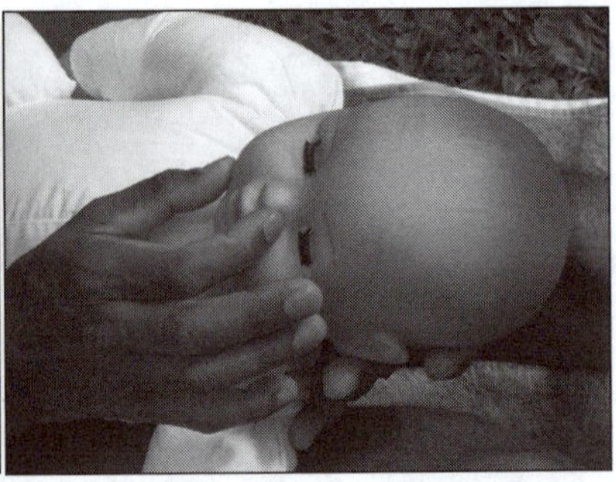

S'il a l'oreille qui coule et qu'il a mal, consultez un médecin. S'il est gêné dans l'oreille, il mettra sa main dessus. Observez-le attentivement. Une oreille suintante doit être soignée par un médecin immédiatement car le pus peut venir de l'oreille moyenne, passer dans les tympans et provoquer une surdité partielle plus tard.

– Il a moins de pus ces jours après les séances d'ostéopathie.

– Une substance jaunâtre et collante peut couler de l'oreille moyenne, et empêcher les tympans de bouger normalement. Cela vient des trompes d'Eustache, qui relient le bas de la gorge à l'oreille moyenne et qui égalisent la pression sur les tympans.

En mesure préventive, faites les séquences suivantes lorsque vous massez le cou et la tête de votre bébé. Asseyez-vous derrière la tête de votre bébé, placez votre index de chaque côté de sa tête, juste derrière les lobes de ses oreilles, faites des cercles. Puis, appuyez doucement sur les bords de sa mâchoire, faites les glisser à l'intérieur de la mâchoire et descendez vers la gorge. Puis, appuyez encore légèrement derrière les lobes de l'oreille et faites glisser vos doigts vers vous et vers le bas, autour et à la base du crâne.

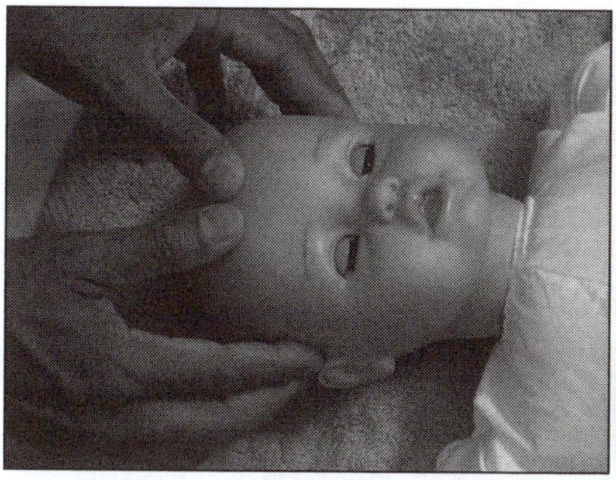
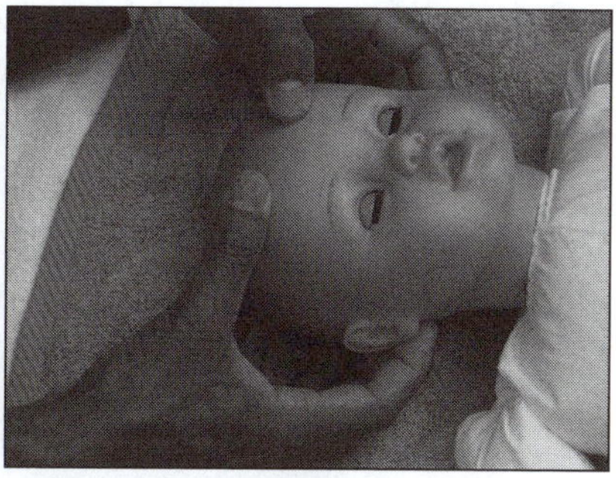

– Je voulais également vous poser des questions sur son développement postural pour son âge ?

– Sur le dos, il peut tourner sur un côté et même se retourner. Il peut également faire un pont entre sa tête et ses pieds.

Sur le ventre, il peut déplacer son poids d'un côté de l'autre de son corps et tendre un bras en avant. Il peut aussi faire comme des mouvements de nage et parfois pousser en arrière.

– Est-ce qu'il va pouvoir s'asseoir tout seul ?

– Il commence à s'asseoir tout seul, mais il a encore besoin de beaucoup de support. Il peut étirer son dos et rentrer ses omoplates. Il peut mettre ses bras en avant pour le soutenir, sans mettre tout son poids dessus.

– Parfois ma mère le fait tenir debout en le soutenant par les bras. Ça n'a pas l'air de lui plaire.

– Ne précipitez rien. Il doit passer d'autres étapes avant de se tenir debout. Ces étapes intermédiaires sont nécessaires, pas seulement pour sa croissance physique mais aussi pour son développement mental.

Cependant, si vous l'aidiez à se tenir debout, il devrait répartir son poids sur ses pieds, tenir sa tête dans l'axe, ses hanches en ligne avec ses épaules et il devrait aussi avoir un contrôle actif de son buste et être capable d'accomplir une grande variété de mouvements de jambes. Il pourrait se balancer, étendre ses genoux et même soulever une jambe.

– Je comprends qu'on ne doit pas précipiter son développement. Mais puis-je faire quelque chose pour le préparer à se tenir debout ?

– Oui, de la gymnastique douce, seulement à partir du moment où il parvient à s'asseoir tout seul correctement. Asseyez-vous les jambes allongées et faites-le asseoir à cheval sur une de vos cuisses, son dos contre vous. Il se penchera en avant pour s'équilibrer. Tenez ses hanches et aidez-le à poser ses pieds à plat sur le sol. Il exercera automatiquement une pression pour se lever.

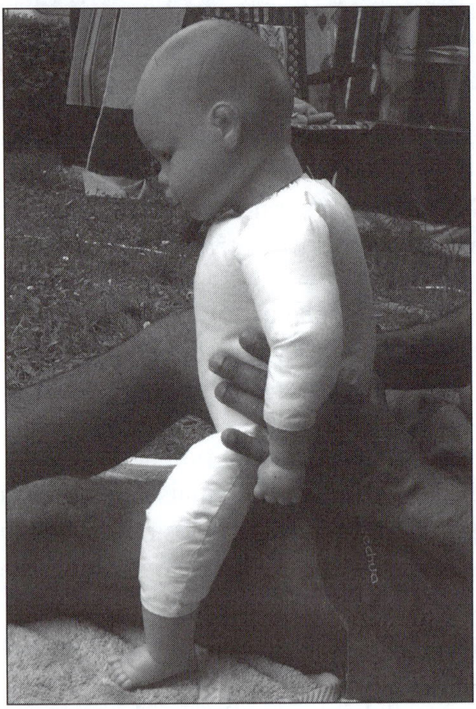

– Cela va renforcer ses pieds ?

– Oui. Vous avez compris la clé. Il a besoin de renforcer ses pieds avant toute chose. Une fois qu'ils sont robustes, il travaillera automatiquement sur ses mollets et ses cuisses. Ne l'aidez pas à se lever. Maintenez-le juste autour de ses hanches, puis autour de ses cuisses, puis de ses genoux et progressivement vers le bas. C'est lui qui doit fournir l'effort et trouver la force et l'équilibre pour se lever. Cependant, vous pouvez l'aider en mettant ses pieds bien à plat par terre pour qu'il trouve facilement un meilleur équilibre.

– Comment ?

– Une fois qu'il commence à se lever, soutenez-le par les hanches, mais poussez doucement pour qu'il pose ses talons par terre. S'il a du mal, c'est que ses mollets sont tendus. Massez-les et étirez-les régulièrement. Lorsque ses pieds sont stables, asseyez-le perpendiculairement sur une de vos cuisses et tenez ses jambes entre vos cuisses. Puis refermez vos cuisses pour soutenir ses genoux et ses chevilles. Donnez-lui un support minimum pour l'aider à trouver son équilibre. Il maintient ainsi ses chevilles, ses genoux et ses hanches dans l'alignement et cela lui apporte une base de confiance pour l'encourager à se lever.

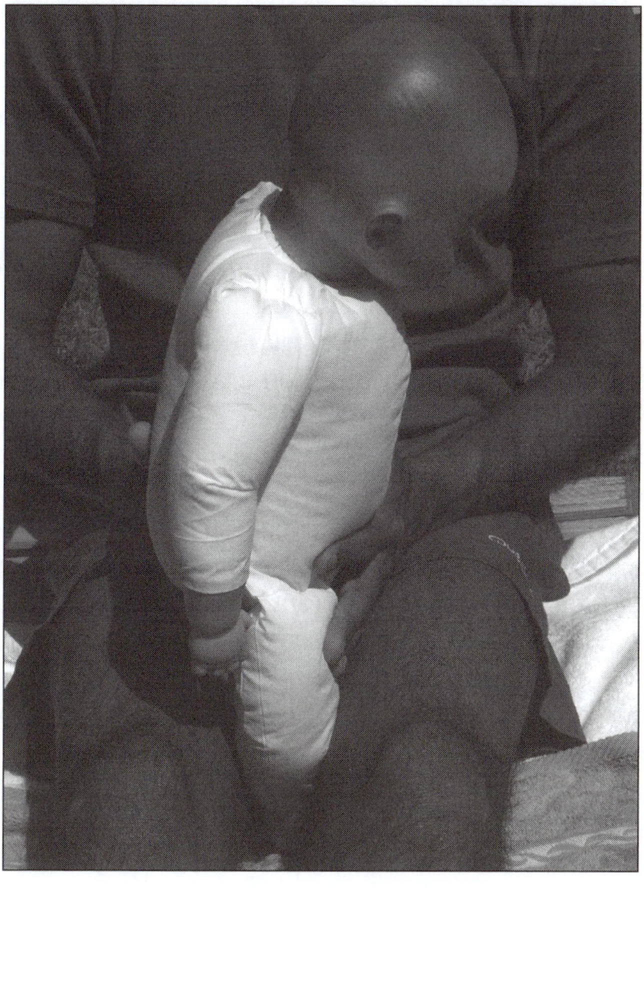

– J'ai des inquiétudes sur son comportement. Quel est celui des enfants de son âge ?

– Il devrait bien différencier les membres de sa famille des étrangers, avoir peur de l'inconnu, mais se rassurer lorsque ses parents approuvent. Il distingue aussi une voix gaie d'une voix sévère, forme des nouvelles combinaisons de sons comme « ra », « re », « da », « de » et assemble quelques syllabes. Il sourit devant sa propre image dans un miroir. L'intonation de ses cris varie suivant ce qu'il désire.

– C'est ça le problème. Il pleure trop et nous ne savons pas pourquoi. On dirait qu'il réclame de l'attention tout le temps et cela pause des problèmes.

– Quels genres de problèmes ?

– Et bien, depuis que j'ai commencé à travailler, il mange mon temps à la maison. Il veut trop de temps et il ne m'en reste plus pour mon mari et moi-même.

– Si vous sentez qu'il a besoin d'attention, cela doit être vrai. Un cri de douleur est aigu et vous le reconnaissez tout de suite. A cet âge, ses heures de repas sont bien établies, mais il est possible que juste avant, vous entendiez des pleurs qui montent. Est-ce qu'il montre un comportement d'attachement fort à vous, est-ce qu'il demande toujours vos bras ?

– Oui, depuis que je le laisse à une baby-sitter. Il a l'air de manquer d'assurance…

– Avez-vous pensé à le faire garder en collectivité ? A cet âge, il cherche la compagnie des autres enfants. Ils commencent à l'amuser.

– Non. Il tombera malade avec les autres bébés.

– C'est vrai…mais il développera son immunité et sera moins malade à l'école élémentaire. Même si ce n'est pas évident, il commence à être mentalement plus tolérant et plus résilient grâce à la compagnie des autres enfants, même à cet âge.

– Je vais y réfléchir. Mais que puis-je faire pour qu'il soit moins accroché à moi ?

– Vous pouvez effleurer la base de sa colonne, du sacrum et son ventre tous les jours. Ensuite, portez-le contre vous, peau contre peau, pendant au moins 10 minutes et posez-le. Il se sentira plus détendu et plus confiant parce que son 2e *chakra* – le *chakra* de l'indépendance – sera renforcé. Puis allongez-vous tous les deux sur le ventre, vous sur les coudes et votre visage entre vos mains et regardez-le jouer. La posture sera aussi très bonne pour votre dos.

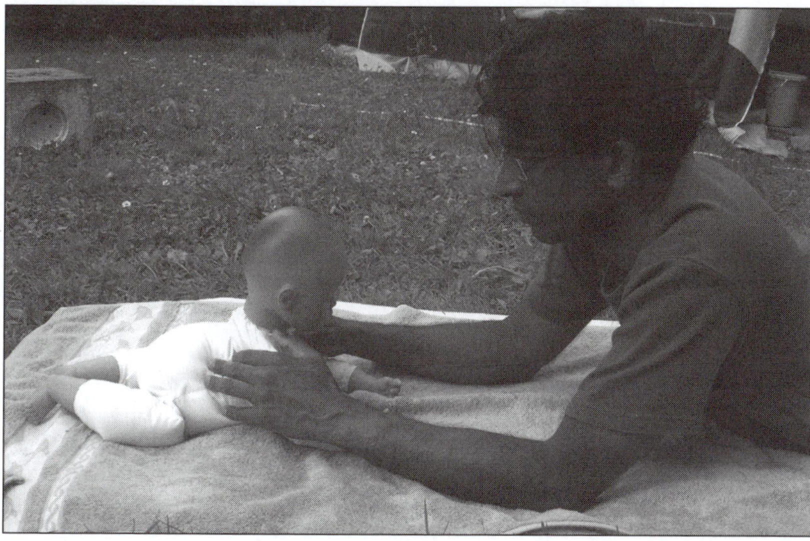

Puis, allongez-vous sur le dos, repliez vos genoux et rassemblez-les. Posez son ventre sur vos genoux, son visage vers vous. Balancez doucement vos genoux de haut en bas ; veillez à bien le tenir en haut de ses bras.

Commencez par une petite amplitude. Il s'habituera et sourira. Augmentez l'amplitude progressivement ; ne perdez pas son regard des yeux.

Le sentiment de risque qu'il va ressentir par ce jeu va l'aider à réduire son insécurité et son attachement excessif.

6e MOIS

Développements
Troubles digestifs

– Ma fille est née avec des problèmes digestifs – gaz, coliques et constipation – m'annonce Monique, cadre moyen dans une banque et cliente de longue date. Après plusieurs années infructueuses, elle a donné naissance à son premier enfant il y a six mois, à l'âge de 37 ans.
– Vous la mettez toujours sur le dos ?
– Oui, c'est ce qu'on m'a dit. C'est dangereux de faire dormir les bébés sur le ventre.
– Je voulais dire lorsqu'elle est réveillée.
– Elle reste sur le dos.

– Je voudrais essayer quelque chose maintenant. Etendez-vous sur le dos et levez la tête. Que se passe-t-il au niveau de votre ventre ?
– Il devient dur.
– C'est ça, les abdominaux se contractent. Qu'est-ce qu'il y a derrière ?
– Les organes digestifs. Je vois ce que vous voulez dire.
– Lorsque les abdominaux sont trop serrés, les organes digestifs souffrent car ils n'ont plus la place de bouger. Ces organes ont besoin de place pour fonctionner correctement.

– Je croyais que c'était plutôt bien d'avoir des abdominaux fermes.
– C'est bien lorsqu'un muscle est tonique et souple. Si vous sacrifiez la souplesse pour le tonus, vous perturbez les fonctions physiologiques normales.
– Si je la mets sur le dos lorsqu'elle est réveillée, elle soulève la tête pour voir ce qu'il se passe autour.
– Bien sûr, c'est parce qu'elle est curieuse. Si elle fait cela trop longtemps et trop souvent, ses abdominaux vont devenir hypertoniques. Ce qui la programme pour des coliques, des constipations, des gaz, des reflux et toutes sortes de difficultés digestives. Avez-vous essayé de la mettre sur le ventre lorsqu'elle est éveillée ?
– J'ai essayé, mais elle n'aime pas.
– Si ses abdominaux sont déjà devenus trop tendus, elle n'aimera pas.

– Est-ce que cela va arranger les choses de la mettre sur le ventre ?
– Cela va contrecarrer la rigidité des abdominaux. Lorsqu'elle sera sur le ventre, elle appuiera sur ses bras pour soulever sa tête et sa poitrine, cela étirera ses abdominaux.

– Est-ce que je peux l'allonger sur le ventre après l'avoir nourrie ?
– Non. Attendez au moins une heure.

– Qu'est-ce que je peux faire pour l'aider à s'étirer ?
– Mettez-la au travers de vos cuisses, sur le dos, et laissez pendre ses jambes et sa tête en arrière. Cela va ouvrir son dos, sa poitrine et étirer ses abdominaux. Petit à petit, elle aimera être sur le ventre lorsqu'elle

est éveillée. Les enfants passent par cette phase naturellement avant de s'asseoir et de ramper. Le fait de s'allonger sur le ventre renforce leur colonne, ce qui est important pour qu'ils puissent s'asseoir et se tenir debout correctement.

– Voulez-vous dire qu'elle est en retard ?

– Pas vraiment, mais vous devez commencez maintenant.

– Comment va-t-elle se développer ce mois-ci ?

– Sur le dos, elle va pouvoir porter son poids sur un côté, et de temps en temps étendre son cou et sa colonne. En fait, un bébé de six mois redresse souvent sa colonne avec l'aide de ses jambes et se retourne sur le ventre, car il n'aime plus être sur le dos. Mais puisque ses abdominaux sont trop tendus, elle doit étirer son bras vers l'avant et lever sa tête par curiosité pour toucher et explorer.

Sur le ventre, le bébé va répartir son poids sur les avant-bras, les mains et le ventre, avec tout le soutien de ses bras, ce qui montre un bon équilibre. Il peut projeter son poids sur un bras, se tourner légèrement et attraper des objets avec sa main libre.

Progressivement, il répartira son poids sur ses bras, les jambes et la colonne et commencera à se balancer dans cette position – c'est la phase de « nage », un excellent moment pour ouvrir la poitrine, augmenter le volume de respiration, renforcer les muscles qui maintiennent le haut de la colonne en bonne position, étirer les abdominaux et ainsi bien digérer et détendre le ventre et redevenir paisible.

– Et lorsque le bébé est assis ?

– Lorsqu'il est assis, ses hanches s'ouvrent vers l'avant, ses genoux sont tournés vers l'extérieur. Il peut s'asseoir tout seul en appuyant ses bras devant. Il peut même déplacer son poids d'avant en arrière, et de chaque côté et peut remettre son corps dans l'axe en faisant des mouvements correcteurs. Il contrôle mieux sa tête, les rotations sont plus faciles et ses mouvements sont coordonnés.

Lorsqu'on l'aide à se tenir debout, ses genoux ne sont plus rigides, mais toujours pliés. Il répartit mieux son poids et vacille sur place pour compenser ses mouvements. Il contrôle sa tête en fonction de la gravité.

– Elle semble être sociale ; elle babille même lorsqu'elle est toute seule.
– A six mois, bébé peut dire « maman » et « papa » spontanément et commence à imiter les sons ; il peut même rire fort. Il est souvent timide devant des inconnus sans avoir peur et il peut suivre les changements d'expression des autres. Il distingue les sons agréables des sons désagréables et réagit en conséquence. La coordination entre ses yeux et ses mains est assez bonne ; sa perception visuelle, auditive et tactile augmente et facilite le contact avec son environnement.

– Peut-on en venir à ses problèmes digestifs ? Comment se produisent-ils ?
– Le système digestif d'un bébé est immature et des poches d'air se forment dans les intestins et l'estomac. Vous devez positionner votre bébé correctement pendant et après la tétée ou le biberon. Cela l'empêchera de fabriquer des gaz et relâchera ceux qui sont déjà là.

– Qu'elle est la position correcte ?
– Maintenez son dos droit, pendant et après la tétée. Ensuite tapotez légèrement entre ses épaules et glissez fermement votre main vers le haut tout en l'inclinant légèrement vers l'avant. Il est possible qu'elle régurgite un peu car les bébés mangent plus qu'ils n'en ont besoin. Si elle a des coliques le soir et que vous l'allaitez, veillez à manger vous-même des aliments nourrissants à intervalles réguliers et donnez-vous le temps de manger correctement.

– Et si elle est constipée ?
– Les bébés allaités peuvent parfois passer deux jours sans vider leurs intestins. Massez son ventre dans le sens des aiguilles d'une montre pour le soulager. Si son ventre est dur, posez une main légère au travers de son ventre avant de commencer le massage. Il est préférable de ne pas masser son ventre lorsqu'elle est en pleurs.

– Et dans son cas, que dois-je faire ?

– Adossez-la perpendiculairement à votre ventre, et croisez votre bras gauche sur sa poitrine ; mettez son bras gauche sous le vôtre pour que vous puissiez caler sa tête et son cou dans le creux de votre coude. Passez votre main droite entre ses genoux et placez la paume de votre main bien à plat sur son ventre. Tenez-la bien en équilibre avec vos deux bras. Puis, étalez votre main droite sur son ventre, le pouce sur son colon ascendant, entre les hanches et les côtes inférieures à sa droite, et les autres doigts sur son colon descendant à sa gauche. Massez doucement les deux côtés de son ventre avec la main droite, le poids de son corps devrait rendre le massage plus profond, sans que vous n'ayez à appuyer.

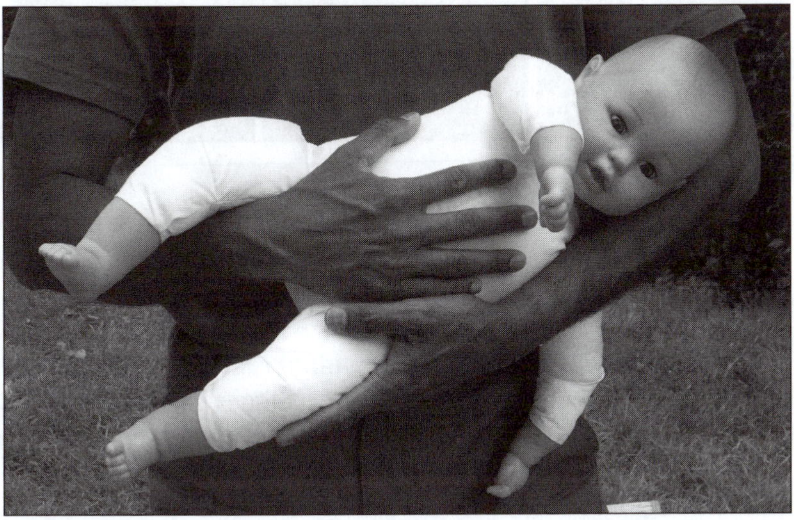

– Et lorsqu'elle a mal, existe-il d'autres techniques ?

– Vous pouvez faire les techniques suivantes, entre ses moments de gênes, lorsqu'elle n'a pas trop faim, ni ne vient de manger, par exemple, lorsque vous la changez.

Posez-la par terre sur un coussin. Utilisez le poids léger de votre main entière, pour masser son ventre, en passant une main sur l'autre, dans le sens des aiguilles d'une montre, plusieurs fois.

Puis, creusez votre main et plaquez-la au travers de tout son ventre ; appuyez doucement et poussez légèrement son ventre d'un côté de l'autre. N'appuyez pas trop sinon elle va résister et devenir tendue ; transformez-le en jeu pour que son ventre reste mou.

Puis, en commençant par sa hanche droite, faites glisser vos doigts sur son colon en montant, longez la cage thoracique, puis descendez, avec une pression douce. Répétez-le plusieurs fois.

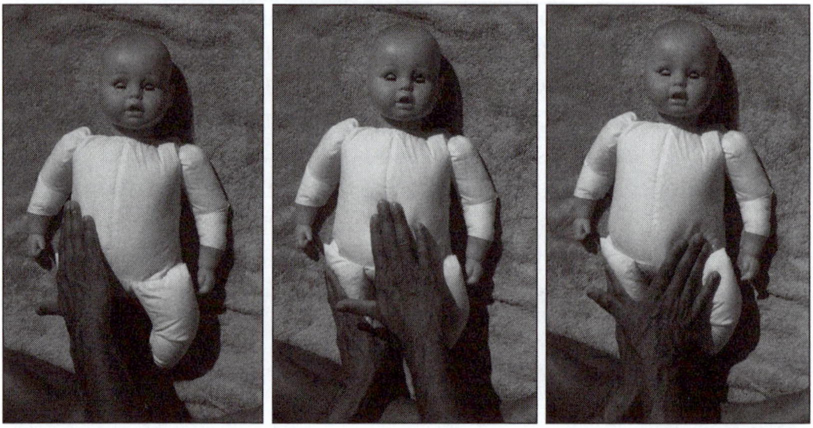

– Et si elle a des diarrhées ?

– Donnez-lui une purée de pomme et de bananes, avec une pincée de sel, de curcuma, de cumin et de coriandre en poudre pour faciliter la digestion et l'élimination.

– Ses poussées dentaires sont très douloureuses.

– Massez-lui les mains et les pieds avec quelques gouttes d'huile essentielle de camomille sur une huile de base, puis essuyez-lui bien les mains.

– Elle se réveille souvent la nuit avec des coliques.

– Utilisez les techniques dont je vous ai parlé. Elle s'endormira rapidement. Avant de vous retirer, faites la chose suivante :
Couchez-la sur le lit et caressez le haut de son dos en utilisant toute votre main avec légèreté ; puis descendez le long de son dos ; caressez ensuite autour de sa tête, à la base du crâne et en haut de sa tête.

7e MOIS

Développements
Brûlures urinaires
Congestions abdominales
Difficultés de relation
dans le couple - Baisse de vitalité

– Les techniques que vous m'avez montrées le mois dernier fonctionnent à merveille, m'annonce Monique lors de sa deuxième visite après son accouchement. Les attaques de coliques de ma fille se sont considérablement réduites.

– Et sa constipation ?
– Ça va mieux aussi. Elle résiste toujours pour se coucher sur le ventre par contre.
– Et comment se tient-elle sinon ?

– Le médecin dit que tout va bien. Comment va-t-elle évoluer ce mois-ci ?
– Aime-t-elle toujours être sur le dos ?
– Non, plus maintenant, elle se retourne. Parfois, elle étend ses bras et soulève sa tête pour montrer qu'elle veut qu'on la prenne dans les bras.
– Quand elle est sur le ventre, elle devrait pouvoir répartir son poids sur un côté de son corps, sans que les épaules soient dans l'axe avec le bassin et le buste tourné. Elle peut même mettre ses jambes sous son ventre pour essayer de se lever, mais elle va certainement tomber. Elle peut aussi attraper quelque chose avec un seul bras.
– Elle s'assoit toute seule maintenant.
– Lorsqu'elle est assise, ses épaules doivent s'aligner sur ses hanches, les bras sont libres et on voit qu'elle est bien en équilibre ; elle peut jouer avec un jouet, dégager ses bras de son corps et trouver son équilibre en répartissant mieux son poids et en compensant avec des mouvements.

A quatre pattes, elle ne sera pas encore stable. Elle rampe comme un reptile, amène ses jambes sous son corps et fait quelques mouvements en avant en poussant sur ses jambes.

En la tenant, si elle est debout, elle répartit son poids très bien sur ses pieds et peut même tenir toute seule, quelques secondes. Mais ne précipitez rien. Elle a un meilleur équilibre. Si elle penche d'un côté, elle peut compenser par des mouvements de la tête pour faire suivre son corps.

– Est-ce que je dois tenir son dos lorsqu'elle est debout ?
– Non, son dos n'a plus besoin de soutien. Tenez-la par les hanches et faites-lui bien poser ses pieds sur le sol, pour lui donner de bonnes racines d'équilibre. Comment se comporte-elle socialement ?

– Elle imite les sons des autres et répète les siens en prenant un plaisir immense !
– Elle devient plus sociable grâce à son meilleur équilibre et sa coordination, ce qui lui redonne confiance.

Elle peut maintenant communiquer en regardant dans les yeux, même si elle se méfie des gens qu'elle ne connaît pas. Elle peut prendre du plaisir à se regarder dans un miroir, réagir à l'intonation des paroles qu'on lui adresse ; elle emploie des techniques manipulatrices pour obtenir ce qu'elle veut et est contente si on l'aide dans ses efforts.

– J'ai quelques problèmes dont je voudrais vous parler, hésite Monique. La dernière fois, j'étais trop préoccupée par ma fille.
– Je vous écoute, allez-y.

– Je me sens vieille depuis sa naissance. J'ai envie de dormir tout le temps. Je n'ai aucune motivation. Au travail, je somnole. Je n'ai qu'une envie, rentrer chez moi, coucher ma fille et plonger sous ma couverture.
– Vous dormez combien d'heures par nuit ?
– Au moins neuf heures. Je me sens quand même fatiguée. Je pourrai dormir toute la journée.
– Le fait de trop dormir augmente *kapha*, autrement dit, le mucus dans votre corps. Vous vous sentirez encore plus fatiguée. Que faites-vous de votre natation le midi ou de vos week-ends sportifs ?
– Je peux utiliser ce temps pour dormir. Ma fille est tellement envahissante. Elle me prend beaucoup de temps et d'énergie. Je me sens déprimée par tant de responsabilités.
– Quelles autres difficultés avez-vous ?
– Des constipations chroniques. Mon ventre ne désemplit pas. Je me sens encore enceinte.
– Avez-vous des douleurs au ventre ?
– Non, plus. Après l'accouchement et pendant six semaines, j'avais des douleurs dans l'aine et dans la région du bassin. Je suis allée voir un ostéopathe et il a travaillé sur les os pubiens. La douleur a disparu depuis.

– Avez-vous fait votre rééducation du périnée et des abdominaux ?
– Non.
Avez-vous souvent envie de faire pipi ?
– Oui, en petites quantités et cela brûle parfois.
– Vous sentez-vous très fatiguée immédiatement après les repas ?
– Oui, je pourrai dormir à table.
– Comment est votre sommeil ?
– Je me couche mais je n'arrive pas à m'endormir. Je me sens simplement bien au chaud sous ma couverture.
– Et votre libido ?
– Zéro. C'est pour ça que je me sens vieille.
– Que se passe-t-il ? Vous n'avez simplement plus l'envie ?
– C'est déplaisant en ce moment. Mon mari dit qu'il ne ressent rien, vous savez…enfin…
– Je comprends.
– Je me sens en colère, en colère contre le monde entier.
– On dirait que les éléments *terre* et *eau* se sont affaiblis et qu'au contraire le *feu* s'est renforcé. Vous vous sentez asséchée en conclusion.
– Si vous voulez le dire comme ça…ce n'est pas très flatteur.
– Je peux vous conseiller des techniques de yoga, mais elles ne vous aideront que si vous changez d'attitude envers votre nouveau rôle dans la vie.
– Qu'est-ce que vous voulez dire ? Elle se rassoit droite, un peu secouée par mes mots.
– Vous et votre mari avez essayé pendant des années ; maintenant le bonheur est là. Bien sûr, il a un prix – les nouvelles responsabilités. Cela veut forcément dire sacrifier quelques conforts personnels et trouver des compromis professionnels, mais seulement pour une période limitée.

Elle écoute en silence ; je poursuis circonspect.

– Durant la première année, certaines mères finissent par considérer inconsciemment leur bébé comme un obstacle à leur carrière professionnelle ou à leur liberté personnelle. C'est particulièrement vrai lorsque le bébé est trop jeune pour communiquer réellement. Mais aussitôt que ce bébé commence à donner, ces mères retrouvent leur bonheur.

– Qu'est-ce qu'ils donnent ?
– Des récompenses émotionnelles aussi simples qu'un sourire, qu'un doux toucher sur votre visage.

Elle se penche et écoute attentivement.

– Alors, vous découvrez soudain que votre dur labeur a été méritée. Et vous commencez à laisser vos émotions s'échapper.

– Vous voulez parler de ma colère ?
– Oui, il faut qu'elle sorte. Sinon, vous allez la transférer à votre enfant. Je vais vous indiquer une très bonne manière de le faire.
– Oui ?
– Lorsque les pics de colère montent, observez les sensations dans votre corps et votre esprit ; les choses comme des bouffées de chaleur, des brûlures intérieures, le désir de tout écraser. Observez simplement ces sensations et ne faites rien d'autre.

– Vous voulez dire que je ne dois pas essayer de contrôler ma colère ?
– Si vous résistez à votre colère, vous n'allez que l'augmenter et vous vous sentirez comme une victime. Observez ce qu'il se passe dans votre corps, comme si vous étiez en dehors de vous-même. Les sensations vont diminuer, puis disparaître.
– Il ne s'agit que du symptôme, cela ne va pas jusqu'au problème fondamental.
– C'est ça dont on a parlé juste avant. Nous sommes en colère contre ce qui entrave notre chemin. Dès que vous arrêterez de regarder votre bébé comme un obstacle, la colère ne s'immiscera plus en vous. La simple technique d'observation que je vous donne vous aidera à vous débarrasser de tout ce qui est stocké en vous, sans violence.

– C'est ce qu'on appelle le laisser-faire chez les Bouddhistes ?
– Je ne suis pas très familier avec le Bouddhisme. Mais en yoga, c'est l'hygiène mentale de base. Le yoga n'est pas une religion en Inde. C'est une science et un mode de vie, tout le monde peut en faire, qu'elle que soit sa religion.

– Pouvez-vous me conseiller quelques techniques de yoga pour les problèmes physiques que j'ai maintenant après l'accouchement ? Je les ferai régulièrement et penserai à ce dont on vient de parler aujourd'hui. Vos paroles m'ont vraiment touchée.

– De ce que j'ai entendu, l'énergie stagne dans votre abdomen. Cela vient de la congestion durant la grossesse. Les protocoles de yoga qui enlèveront cette congestion sont les suivants : *Ashwini-mudra, Sarvangasana, Ardha-matysendrasana, Bhujangasana, Salavasana, Ustrasana, Naukasana* et *Yogmudra.* Pour la région pubienne et les hanches, faites *Utkatasana, Bhadrasana,* et *Trikonasana.*

– Aurais-je pu faire ces exercices tout de suite après l'accouchement ?

– Non. Pas tous. A partir du deuxième mois, vous pouvez faire la plupart de ces postures de yoga.

– Puis-je faire quelque chose pour mon dos et mon cou ?

– *Padahastasana*, des étirements du cou, *Shashangasana*, et *Ustrasana.*

– Ça fait beaucoup de choses à faire chaque jour.

– Ne les faites pas tous, chaque jour. Répartissez-les de manière à les faire chacun, au moins deux fois par semaine.

– Que puis-je faire pour augmenter le tonus de mon vagin ?

– *Ashwini-mudra* que j'ai déjà cité fera l'affaire. Vous pouvez aussi faire *Uddiyana* – en levant le diaphragme.

– Quel est le lien entre le diaphragme et le vagin ?

– Le vagin est soutenu par le périnée, certain l'appelle même le diaphragme du bassin. Ils sont liés. Je vais vous expliquer par une analogie : imaginez votre cavité abdominale comme un tonneau vertical, recouvert en haut et en bas de deux membranes souples – le diaphragme au dessus et le périnée en dessous. Lorsque vous soulevez la membrane supérieure et que le tonneau ne peut pas bouger sur les côtés, la pression dans le tonneau descend sous la pression atmosphérique. Et donc, la membrane inférieure est aspirée à l'intérieur du tonneau. Dans *Uddiyana*, lorsque vous levez votre diaphragme, vous levez automatiquement le périnée. Ce mouvement étire et tonifie en même temps votre périnée.

– Que puis-je faire pour arrêter de dormir comme ça ?

– Ce n'est pas du sommeil. Vous prenez refuge dans votre lit, car le monde extérieur vous semble trop dur et triste. Arrêtez de considérer votre lit comme un refuge.

– Et que dois-je faire ?

– Vous nettoyer physiquement et mentalement avant de vous coucher. Considérez votre lit comme un endroit sacré où vous rechargez votre corps et votre esprit.

– « Nettoyez-vous mentalement », ce n'est pas un langage un peu trop spirituel ?

– Non. Asseyez-vous un moment, tranquillement, loin de votre lit, avant d'y aller. Fermez les yeux, sentez votre respiration entrer et sortir, visualisez l'infini ; cela nettoiera votre esprit. C'est alors que votre sommeil sera profond et efficace. Vous n'aurez pas besoin de rester aussi longtemps dans votre lit.

– Et rien pour démarrer le matin ?

– Quelques séries de Salut du Soleil pour vous tonifier. Mais aussi vite que possible, retournez à vos activités sportives d'avant. Si nécessaire, trouvez une baby-sitter.

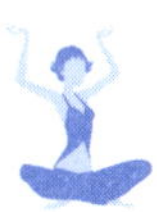

8e MOIS

Développements
Bébés nés par césarienne

– On m'a dit que les bébés qui sont nés par césarienne doivent être massés régulièrement, dit Helen qui vient me voir pour la première fois. J'ai donc pris un cours sur le massage de bébé.

– Vous avez dû avoir une césarienne alors ?

– Oui. Mathilde était trop grosse et elle n'avait pas la tête en bas.

– Comment va-t-elle maintenant ?

– Elle a huit mois et demi ; je dois la pousser pour tout.

– Avez-vous quand même eu une phase de travail ?

– Non pas beaucoup.

– L'avez-vous massez souvent ?
– Une fois par semaine environ. Pourquoi me demandez-vous ça ?
– Les bébés nés par césaricnnc, avec peu ou sans phase de travail, n'ont pas bénéficié des contractions utérines qui accompagnent la délivrance normale. Or, ces contractions stimulent le système nerveux périphérique du bébé ainsi que ses principaux organes vitaux. Les bébés, nés par césarienne, n'ont donc pas cette possibilité et sont normalement un peu engourdis, même à la naissance.
– C'est vrai.
– C'est pourquoi les techniques *ayurvédiques* sont excellentes pour ces bébés. Les massages compensent le manque de stimulation, mais vous devez les faire chaque jour.
– On ne me l'a pas dit dans mon cours de massage.
– C'est un cas particulier et la plupart des cours de massage sont axés sur les bébés nés sans césarienne.
– C'est ma faute aussi. J'ai pris le cours deux mois après la naissance.
– Ce n'était pas une erreur de votre part. Tant que vos cicatrices n'étaient pas encore guéries, vous n'auriez pas pu réellement appliquer les techniques que vous aviez apprises.

– Pourquoi ?
– Il vous est difficile de porter votre bébé dans tous les sens, car vos mouvements sont restreints. Tant que votre cicatrice n'est pas refermée, vous ne pouvez mettre aucune pression dans le bas du ventre. Lorsque vous portez ou soulevez votre bébé, vous devez garder vos bras le plus près possible de votre corps. N'essayez pas de le porter à bras le corps, car cela va mettre une énorme pression sur vos reins et votre ventre.

– Ça me rassure ! Qu'aurais-je pu faire à sa naissance pour stimuler son organisme ?
– Rien. Cela aurait été difficile pour vous après une césarienne. En Inde, les sages-femmes le font pour les mères qui ont eu une césarienne.
– Et c'est trop tard maintenant ?
– Non pas encore. Continuez ce que vous faisiez, suite à votre cours. Mais faites-le plus souvent, tous les jours si possible et mettez une pression plus ferme.

– Je veux être sûre que sa croissance est normale.
– Que dit le médecin ?
– Elle dit qu'il n'y a aucun problème. Je m'inquiète parfois trop, comme elle n'est pas née normalement.
– A cet âge, elle ne va plus aimer s'allonger sur le dos. Elle va se tourner sur le côté. Elle va normalement commencer à tourner sa tête en synchronisation avec ses épaules, ses hanches et son buste. Lorsqu'elle est sur le côté, elle va pouvoir soulever la tête et les épaules dans l'axe de son bassin.
Sur le ventre, elle rampe comme un serpent, elle peut se poser sur ses mains et ses genoux pendant peu de temps ; elle se balance d'avant en arrière.
– Elle se met déjà à quatre pattes, mais n'est pas très coordonnée.
– C'est normal. Encouragez-la. Arrêtez de penser qu'elle n'est pas née normalement. Elle apprendra vite. Et quand elle est assise ?
– Elle tient assise un petit moment seulement.
– C'est normal aussi. Lorsqu'elle est assise, elle doit pouvoir tourner son buste, et atteindre les côtés. Son dos doit être droit et elle contrôle bien sa tête et son buste.
– Oui, c'est ça.
– Ne la forcez pas à se tenir debout encore. Si vous la souteniez, elle pourrait pousser sur ses pieds. Vous remarquerez que la courbure lombaire apparaît. Elle pourrait étirer ses genoux et trouver son équilibre, mais il est possible qu'elle vacille de haut en bas. C'est normal. Et socialement, comment se comporte-elle ?
– Très exigeante. Elle veut que je sois à côté d'elle tout le temps. Elle choisit les personnes avec lesquelles elle veut avoir des contacts.
– C'est normal à cet âge. Elle regarde les inconnus avec circonspection. Mais elle doit réagir au « oui » et « non » des parents maintenant. Elle découvre les fragilités des parents et utilise des manœuvres futées pour obtenir ce qu'elle veut.
– C'est vrai ! Elle est extrêmement curieuse de tout ce qui se passe autour d'elle. Elle veut attraper tout ce qui est à sa portée.
– Alors, elle est parfaite. Elle a besoin d'apprendre tout ce qu'elle touche pour augmenter son aptitude.
– Je sais. On ne peut rien laisser traîner sans la surveiller.

9e MOIS

Développements
Déficience auditive et visuelle

Mathew, un bébé de 39 semaines, est amené par son père, un scénariste anglais basé à Paris. Sa femme et lui viennent me voir depuis deux ans. Malheureusement, la mère de Mathew est devenue paralysée suite à une complication lors de l'accouchement. Cela a également touché les capacités visuelles et auditives de Mathew.

– Nous sommes inquiets pour son développement, dit son père. Ma sœur vient régulièrement pour s'occuper de lui.
– L'avez-vous massé régulièrement, comme je vous l'avais conseillé ?

Sa femme et lui avaient suivi un séminaire sur les techniques *ayurvédiques* de développement des bébés avec moi, avant l'accouchement.

– Oui. Je le fais presque tous les jours, bien que je sois aussi très pris par mon travail. C'est beaucoup plus facile depuis que je travaille à la maison. Je prends une pause de 17 à 20 heures jusqu'à ce qu'il s'endorme. Je le masse, le baigne, le nourrit et le couche. Ma femme ne peut pas encore faire grand-chose.
– Elle continue sa rééducation ?
– Oui, les progrès sont extrêmement lents.
– Que dit le médecin sur le cours du développement de Mathew ?

– Il dit que tout va bien. Selon l'*ayurveda*, comment va-t-il évoluer ce mois-ci ?
– C'est rare qu'un bébé de cet âge reste encore sur le ventre ou le dos. Il peut commencer sur le ventre puis se mettre à quatre pattes, se retourner et arriver à s'asseoir. Il répartit son poids sur ses genoux et sur une main. Il peut tendre l'autre main et peut aussi tourner sa tête vers ce qu'il veut attraper.
– Ça ressemble à ce qu'il fait.
– Lorsqu'il est assis, il est généralement très stable maintenant, en compensant par des mouvements pour retrouver son équilibre. Il peut se pencher en avant ou sur un côté pour mieux tourner son buste. A partir de cette position assise indépendante, il peut facilement se mettre à quatre pattes et lever son bassin et ses fesses.
– Il se met mieux à quatre patte maintenant que le mois dernier. Il se déplace très vite, et arrive à tourner son corps de chaque côté et cela me fait peur. Mais il ne se cogne jamais !
– Ses autres sens compensent ; vous seriez surpris de savoir comment il vous suit, juste à votre odeur.
– C'est vrai.

– Mais faites attention avec les objets autour ; il a besoin de surveillance constante. Arrive-t-il à se tenir debout ?
– Oui, en se tenant.
– Il va pouvoir se tenir sur ses pieds en se tenant à une barre ou un bras. De la position agenouillée ou assise, il va être capable de se lever et de déplacer son poids d'un côté de l'autre. Il ne pourra pas encore tourner son buste, mais il pourra lever une jambe. Il pourra bouger sur les côtés, contre des meubles ou un mur et lâcher son support quelques secondes seulement. Comme il ne pourra pas se déplacer vite, il reviendra rapidement à quatre pattes. Il est possible qu'il vacille et que ses genoux restent encore pliés lorsqu'il est debout. C'est normal.

– Et son comportement social ?
– Cela fait plaisir de voir que vous considérez votre enfant tout à fait normalement. A cet âge, un enfant peut murmurer, moduler sa voix et doubler les syllabes plus facilement en mobilisant mieux sa langue. Il va comprendre les questions faciles, hurler s'il rencontre une résistance, et se cacher derrière des objets. Il pourra mettre des objets dans une boite et les sortir, tenir une cuiller et boire dans un gobelet. On peut commencer à le mettre sur un pot, mais il ne contrôle ni ses intestins ni sa vessie. La gravité joue un nouveau rôle dans son développement physique et intellectuel et pour son indépendance. Il a besoin de savoir et de toucher à tout.
– C'est tout lui !
– Vous n'avez pas à vous inquiétez alors.

– On dirait que j'ai fait ce qu'il fallait. Mais comment les techniques *ayurvédiques* peuvent-elles aider un bébé qui a des faiblesses visuelles et auditives ?
– Ces bébés profitent mieux que les autres des techniques *ayurvédiques* car ils ont besoin de plus de stimulation tactile. Le fait de les toucher leur procure un moyen de communication et ils reçoivent ainsi des informations sensorielles du monde extérieur avec lesquelles ils peuvent réagir. Leur déficience privilégie le toucher. Il procure aux objets leur forme et leur reconnaissance ; cela les oriente vers ceux dont ils ont besoin tous les jours et les encourage à être socialement

actifs. Avec ces enfants, il faut toujours introduire le massage plus lentement et doucement, avec un contact physique proche.

– Il n'est ni aveugle, ni sourd. Il a seulement quelques déficiences neurales, mais les médecins disent que cela va s'arranger.

– Je suis sûr que vous faites tout ce qu'il faut. Je ne vois rien de plus à faire. Veillez à beaucoup lui parler et à lui donner de nombreux signaux visuels ; amusez-vous avec des expressions physiques ; ne le traitez jamais comme s'il était différent des autres. Lorsque vous le massez, prononcez les mots clairement et bougez bien les lèvres, pour qu'il se concentre pleinement sur vous. Sa mère doit être incluse aussi, bien sûr, autant qu'elle le peut.

– Elle le fait. Nous nous ressaisissons vous savez.

– C'est vrai et plus encore qu'avant. J'ai énormément de respect pour vous. De nos jours, peu ont votre ténacité. On vous le rendra, c'est sûr.

10e MOIS

Développements
Position debout difficile

Carla, une femme d'origine italienne, vient me voir avec sa fille de 10 mois et demi. Sa belle-mère, une adepte des centres *ayurvédiques* en Inde, vient me voir depuis deux ans maintenant. Julia a du mal à se tenir sur ses pieds.

– Êtes-vous allée voir un kinésithérapeute ? je lui demande.
– Oui. Son médecin m'en a recommandé un bon. Elle a fait beaucoup de progrès depuis. Ma belle-mère voulait savoir si je pouvais également trouver quelque chose avec *l'ayurveda* – en complément.
– Si elle a de bons résultats, maintenez-vous en à cette thérapie.

– Oui bien sûr. Je me demandais si cela ne cachait pas des problèmes énergétiques. Elle est très agitée le soir ; pas seulement parce qu'elle est fatiguée à la fin de la journée.

– A-t-elle eu des troubles de la vessie ?

– Oui. Plusieurs fois, il y a quelques mois, elle faisait pipi très souvent en petite quantité.

– Et comment l'a-t-on soignée ?

– Par l'ostéopathie. Pourquoi demandez-vous cela ?

– Les méridiens des éléments de *l'eau*, qui sont ceux des reins et de la vessie, passent dans les jambes.

– Et pourquoi c'est important ?

– Lorsqu'il y a une tension dans les mollets, ces méridiens se resserrent, et bloquent l'énergie vitale dans ces organes. L'agitation du soir peut provenir de cette stagnation. Est-ce qu'elle a des yeux boursouflés ?

– Oui, comme si elle ne dormait pas bien. Elle n'est pas débordante d'énergie le soir, mais elle a du mal à dormir.

– On va regarder ses méridiens alors.

– Est-ce que le fait que ses mollets soient raides ne lui fait pas rentrer ses pieds à l'intérieur, aussi ?

– Vous avez raison. Mais cette rigidité ne vient peut-être pas seulement de ses mollets, mais de ses hanches aussi. Les méridiens passent dans les hanches ; et celles-ci peuvent aussi se tourner vers l'intérieur.

– Ce n'est pas une position très stable pour les hanches – le rééducateur nous a expliqué. Ma belle-mère est une vraie adepte de yoga ; elle dit qu'on peut faire quelque chose, en plus de sa rééducation.

– On va voir.

Son pouls radial confirme la faiblesse de son élément eau. Les points *marma* de ses mollets, ses cuisses, ses fesses et ses hanches décèlent une stagnation d'énergie vitale.

– Nous devons tout d'abord relâcher l'énergie bloquée puis renforcer quelques points, je lui explique en lui demandant de s'approcher avec Julia.

– Devrais-je faire des exercices tous les jours à la maison ?

– Oui. Votre médecin ne vous a pas signalé de pathologie particulière ?

– Non, aucune m'a dit le médecin.

– D'accord. Allongez-la sur le dos et agenouillez-vous confortablement sur un coussin, ses pieds vers vous. Massez ses jambes avec une huile de base plusieurs fois ; passez une main sur l'autre et ainsi de suite, pour la réchauffer. Descendez vers son pied ; puis, avec votre main, tenez son genou à l'intérieur et avec l'autre main, tenez sa cheville à l'extérieur et tirer tout doucement vers le bas.

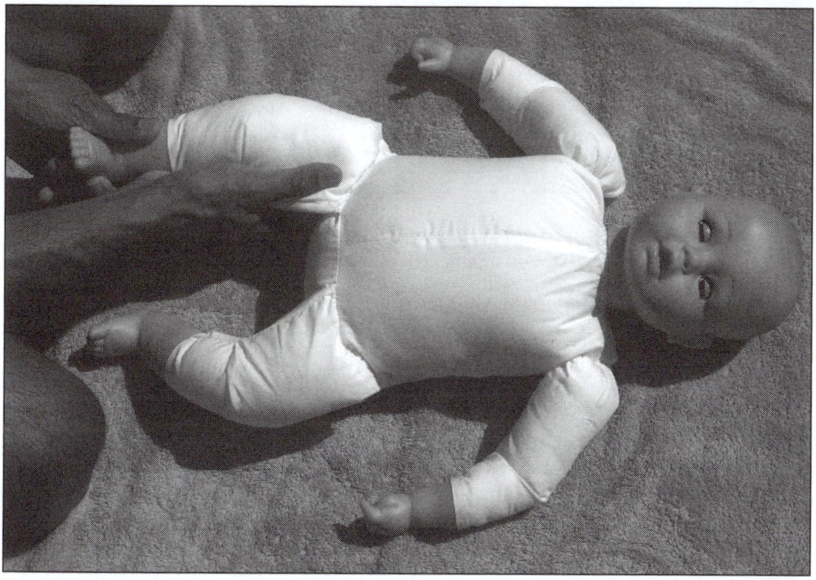

– Pour étirer son mollet.
– Les fibres de ses muscles vont se relâcher et faciliter le passage d'énergie. Massez sa cuisse entière et ses hanches aussi. Puis, ouvrez le pied autant que vous le pouvez sans forcer ; tenez le pied dans cette position et massez le muscle de chaque côté du tibia et le muscle à l'intérieur de sa cuisse avec le bout de vos doigts.

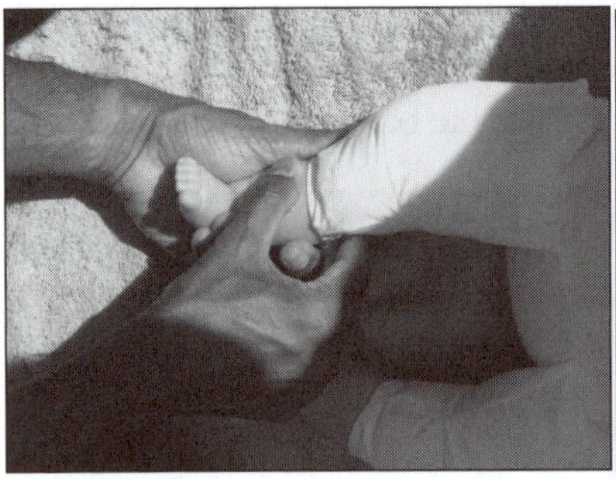

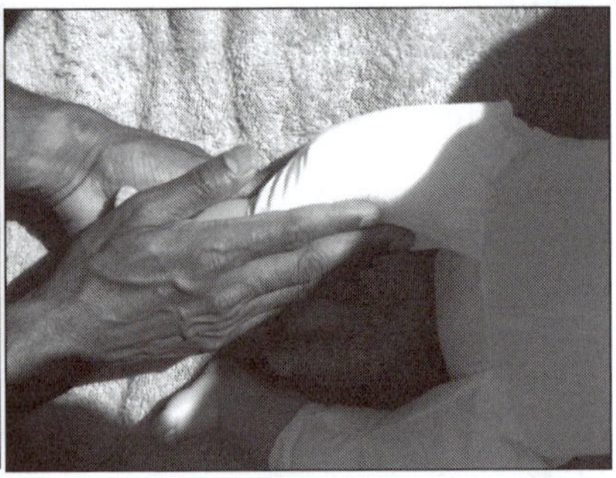

Faites la même chose avec l'autre jambe.

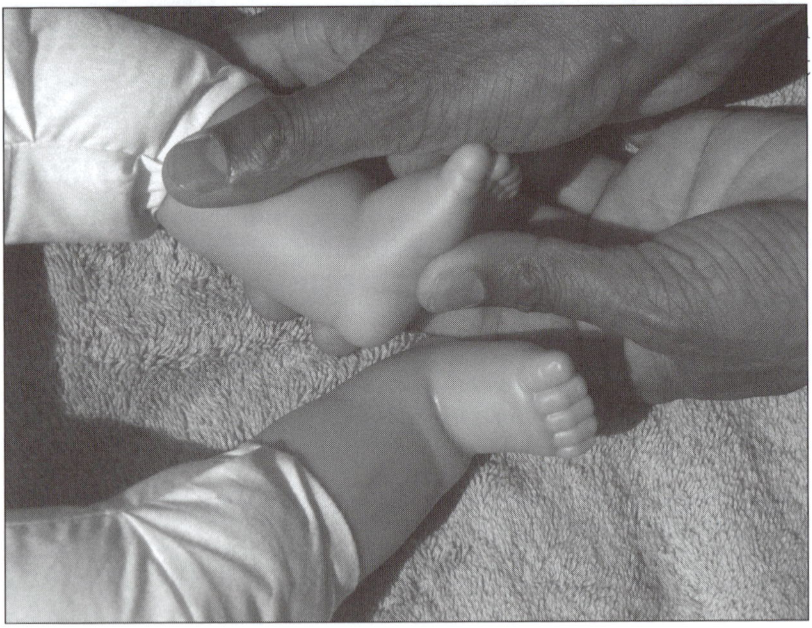

– Comment vais-je pouvoir stimuler l'énergie ?

– Appuyez fermement pendant 20 secondes, puis tourner votre pouce dans le sens des aiguilles d'une montre pendant 40 secondes sur chaque point.

– D'après l'*ayurveda*, où en est-elle de son développement pour son âge ?

– Assise, elle tient en équilibre. Elle peut se pencher en avant, en arrière ou sur les côtés et assurer une bonne rotation. Lorsqu'elle fait du quatre pattes, elle est très rapide et possède également une bonne rotation. Elle peut facilement se mettre à quatre pattes lorsqu'elle est assise ou debout.

– C'est la position debout qui m'ennuie.

– Elle y viendra. Soyez patiente. Normalement, un enfant de cet âge peut rester debout, sans support, mais ne peut pas faire des pas tout seul. En la tenant, ne la forcez surtout par trop. Laissez-la faire naturellement, qu'elle surmonte toute seule des petites difficultés.

– Que faut-il éviter lorsqu'on la tient en marchant ?

– Et bien, la tenir par les mains et la faire marcher.

– C'est ce que je fais dans le parc !

– Alors, peut-être que vous devriez arrêter. Demandez également à votre kiné.

– Et comment devrait-elle se comporter socialement ?

– Elle devrait réagir à son nom et peut répondre quelque chose en retour. Elle joue avec sa langue et sa salive pour produire différents sons. Elle différencie très bien lorsqu'on la félicite ou la réprimande. Elle sait également être manipulatrice pour obtenir ce que les parents n'aiment pas, mais on peut lui faire changer d'avis.

– C'est effectivement ce qu'elle fait. Elle sait montrer lorsqu'elle est contente et lorsqu'elle ne l'est pas.

– Un enfant de cet âge commence à jouer avec les autres au lieu de jouer à côté d'eux.

– Elle aime les jeux de cache-cache, un peu trop ! C'est impossible de la laisser seule, elle fait tout tomber.

– C'est pour mieux toucher et explorer. Sa vitesse d'apprentissage est propulsée par une énorme soif de tout apprendre autour d'elle. Elle sera bientôt prête à parler et à marcher.

11 et 12e MOIS

Développement énergétique faible dans le cerveau
Problèmes d'équilibre
Comportement spasmodique

Laurence, une journaliste de 30 ans, amène Antoine, 1 an, à mon cabinet. L'accouchement a été long et difficile, et Antoine a manqué d'oxygène, ce qui a provoqué quelques déficiences cérébrales. Son développement en est retardé. Il est aussi devenu hyperactif et fait des mouvements incontrôlés. Depuis sa naissance, il est sous surveillance médicale. Son état s'est amélioré progressivement et les neurologues pensent que dans un an encore, il aura récupéré 80% de son développement normal.

– Les médecins pensent qu'il aura même un QI plus haut que la moyenne, dit Laurence en mettant Antoine sur une chaise.
– C'est vrai. De nombreux enfants, aussi lents soient-ils au début, dépassent leurs pairs en terme d'intelligence, de créativité et de sensibilité.

– Je l'ai amené pour apprendre quelques techniques *ayurvédiques* de base.
– Vous ne devriez pas vraiment essayer des techniques compliquées sur lui. Son attention ne vous le permettra pas de toute manière. Faites des techniques simples, mais quotidiennement et avec beaucoup de contacts. Il est toujours vrai qu'un ou plusieurs de ses sens vont se surdévelopper pour compenser ses déficiences. Vous allez découvrir ses forces et l'encourager dans ce sens.
– Il semble très sensible aux odeurs et aux sons.
– Ce qui le distingue des autres, n'est-ce pas ?
– Je vois ce que vous voulez dire.
– Ces enfants peuvent devenir de bons spécialistes adultes.
– Oui, mais je ne le voyais pas avant sous cet angle.
– Mais ce n'est pas trop tard.

– Comment l'*ayurveda* aborde cette situation ?
– C'est un dérangement *vata* du *majja dhatu*. Le terme exact est *vepathu* ou *kampa vata*.
– Je n'y comprends absolument rien !!
– Désolé. Cela signifie une rupture du flux d'énergie vitale dans le cerveau qui se produit lorsque l'alimentation d'oxygène est coupée. Le méridien de la moelle épinière se referme aussi et le flux d'énergie vitale, le *prana*, ne circule plus jusqu'au cerveau.
– C'est ce qui s'est passé à l'accouchement, dit Laurence. Mais, d'après ce que disent les médecins, pas très longtemps ; sinon, les séquelles auraient été difficiles à réparer. Cela n'a du toucher qu'une toute petite partie du cerveau, celle qui gère les mouvements et la posture. Si cela avait touché une plus grande partie, il aurait des difficultés d'appren-

tissage, de langage et des déficiences visuelles, mais ce n'était pas le cas. Ses muscles sont tendus et il fait des mouvements incontrôlés et involontaires, surtout en bas du corps, ajoute-elle.

– Il faut que vous compreniez qu'il a quand même besoin d'une surveillance médicale entière.
– Oui, bien sûr. Je veux juste faire des massages doux en plus. Je pense que cela peut aider à améliorer sa posture, les mouvements de ses muscles et sa coordination, en complément de son traitement médical.
– Oui. Certaines techniques *ayurvédiques* complémentaires soulagent les crampes des muscles tendus, la constipation chronique due aux mauvaises postures, aident la circulation et la mobilité et facilitent une meilleure communication avec les parents. Mais faites très attention.
– Que voulez-vous dire ?
– Ne forcez jamais à ouvrir ou à fermer aucune de ses articulations. Adaptez vos techniques à ses besoins. Ne le massez pas simplement, mais accompagnez-le. Utilisez des techniques très simples et soyez toujours attentive à sa résistance.

– Comment un enfant de son âge devrait-il être ? demande-t-elle. Puis se rendant compte de son erreur, elle prend un air coupable.
– Traitez-le normalement. Ne montrez pas d'extra sensibilité ni de compassion. Cela ne va que lui faire développer de la pitié pour lui-même.

A cet âge, un enfant va pouvoir s'asseoir confortablement pendant longtemps, il pourra bien baisser son bassin et étirer son dos. Son buste pourra se tourner facilement et il pourra se pencher de tous les côtés.

La marche à quatre pattes ne cesse d'évoluer, en terme d'équilibre et de rotations. Il préfère encore cette position plutôt que de marcher car il se déplace plus rapidement.

– Il ne peut pas encore marcher.
– C'est normal. Peu d'enfants de cet âge ne marchent. Lorsqu'ils sont debout, ils peuvent balancer leurs poids entre leurs chevilles et leurs pieds, mais ont quand même besoin d'un soutien. Ils peuvent cependant se baisser alors qu'ils sont debout et tourner en direction

du mouvement. La plupart, lorsqu'ils marchent, font quelques pas indécis, en écartant les jambes à la manière des canards.

– Et socialement ?

– Il va commencer à parler et vous pouvez déjà voir différentes émotions dans son langage du corps et ses expressions faciales. Il peut tenir son regard longtemps. S'il décide de faire quelque chose, il emploie tous les moyens manipulateurs possibles car il est conscient des effets sur ses parents. Vous devrez vous adapter aux besoins spécifiques.

– Est-ce qu'il peut manger tout seul à cet âge ?

– Certains peuvent, la plupart non. Certains peuvent même commencer à contrôler leurs sphincters et leur vessie, mais c'est très rare.

– J'ai lu quelque part que les massages doux peuvent aider son développement.

– C'est vrai pour tous les enfants. Les animaux lèchent leurs bébés pour les mêmes raisons.

– Comment cela fonctionne-t-il ?

– Les massages doux aident la sécrétion d'hormones de croissance dans le corps de l'enfant.

– Cela aide-t-il aussi les nerfs ?

– Oui. Les couches protectrices des nerfs s'épaississent. Après tout, les systèmes endocrinien et nerveux des enfants sont plutôt robustes. Un enfant, lorsqu'il est massé ou caressé régulièrement, grandit physiquement et mentalement mieux.

– C'est parfois difficile pour lui, quand même, hésite-elle, les gens n'arrêtent pas de froncer les sourcils dans le métro, en faisant semblant de ne pas le voir. Alors, il se contracte lorsque cela se produit.

– Il se détendra si vous souriez. A cet âge, il met beaucoup moins d'importance sur les expressions des autres, aussi déplaisantes qu'elles puissent paraître. Il a besoin, avant tout, de se sentir normal à la maison. Il apprendra aussi que les gens aux expressions bizarres sont aussi bizarres dans leur cœur et qu'il n'a rien à craindre d'eux.

QUELQUES PROTOCO-
LES DE YOGA…

Les autres sont consultables dans
Renaître du stress par le yoga et l'ayurveda
ou sur mon site Internet

Bhadrasana

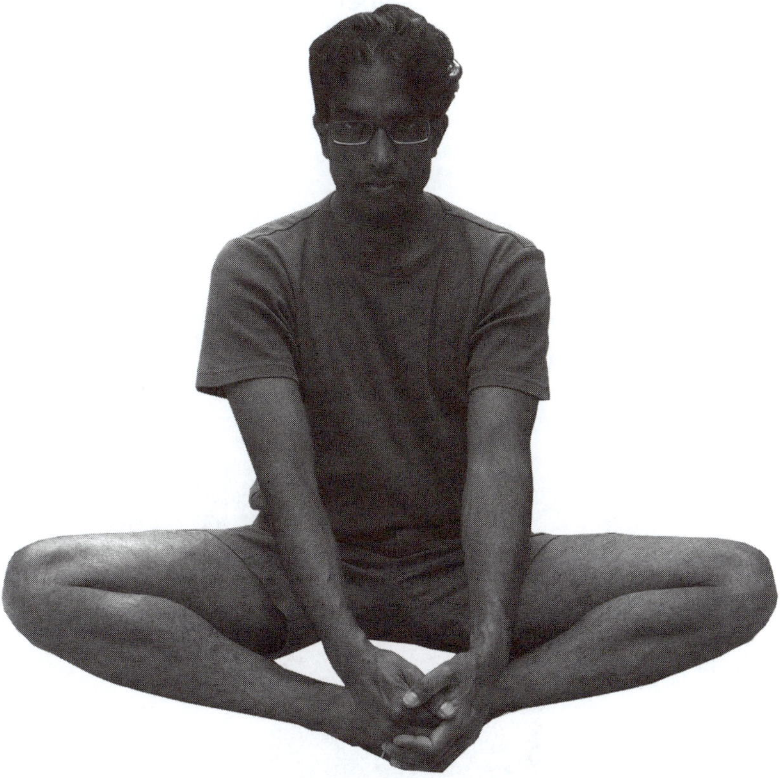

Bhramari

Inspirez profondément en gonflant la cage thoracique. Bouchez vos oreilles et fermez les yeux ; puis, soufflez par les narines en imitant le bourdonnement des abeilles. Vous devriez sentir des vibrations dans le périnée, le pubis, le ventre, le thorax, la gorge et dans la boite crânienne. Faites cet exercice jusqu'à ce que vous vous sentiez apaisé.

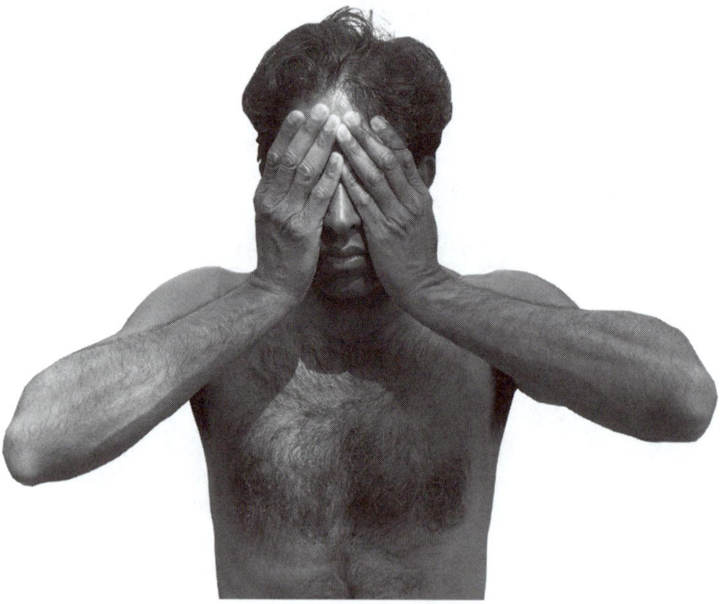

Chandra-vedan et Surya-vedan Pranayamas

Dans ces deux exercices, inspirez profondément avec vos deux narines, en gonflant votre poitrine et non pas votre abdomen. Puis, dans *Chandra-vedan*, expirez par la narine gauche ; et dans *Surya-vedan*, expirez par la narine droite.

Chandra-vedan stimule le rafraîchissement de l'énergie lunaire dans le corps (il est donc recommandé pour réduire les troubles de type *pitta*), alors que *Surya-vedan* stimule le réchauffement de l'énergie solaire (et il est recommandé pour les troubles de type *kapha*).

OM Chanting

Inspirez profondément en gonflant la cage thoracique et, avec le souffle, projetez au loin, à travers un pont imaginaire, le son « O-U-M ». Fermez les yeux et pratiquez cet exercice dans le noir, pour mieux intérioriser la résonance.

Setu Bandh

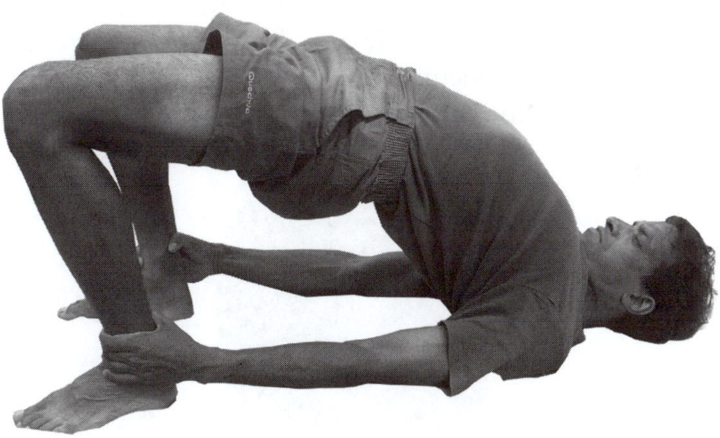

Shashangasana

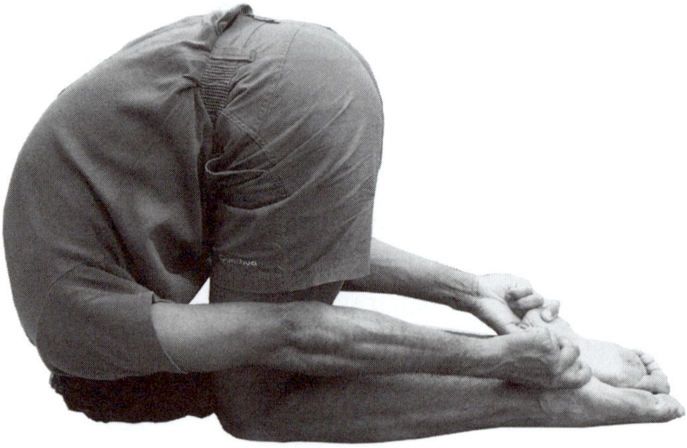

Sheetaly

Placez-vous à l'air frais (ouvrez une fenêtre ou mettez-vous dehors). Sortez la langue et, avec vos lèvres, faites un rond autour de la langue. Inspirez profondément avec la bouche, puis bouchez votre narine droite et soufflez par la gauche. Répétez 6 fois.

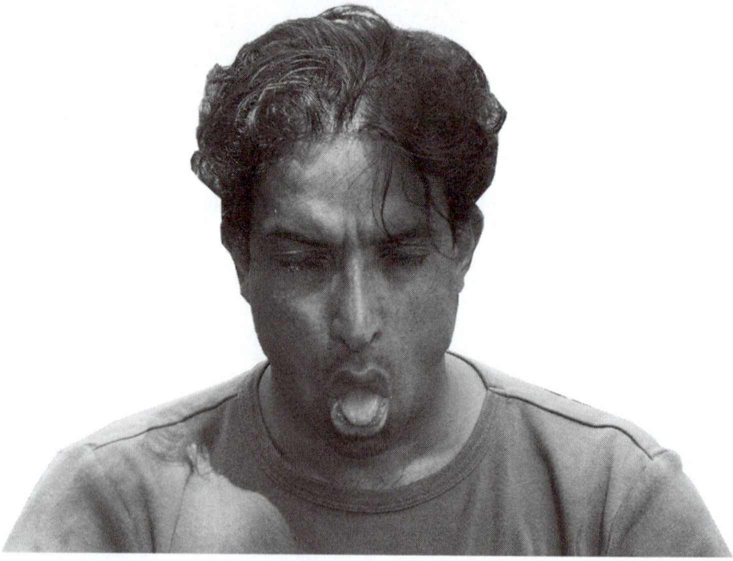

Surya-namaskar ou Salut du soleil adapté à la grossesse et à la période post-natale

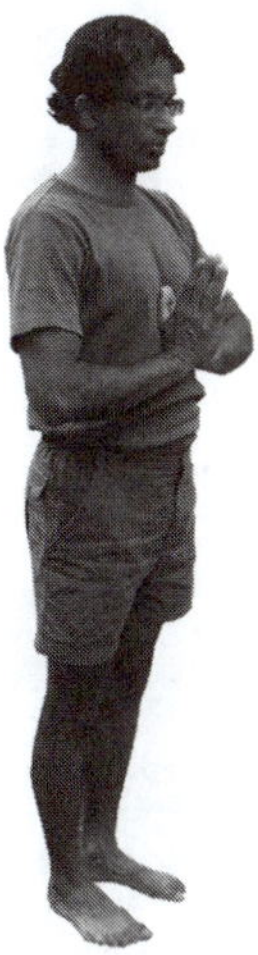

1

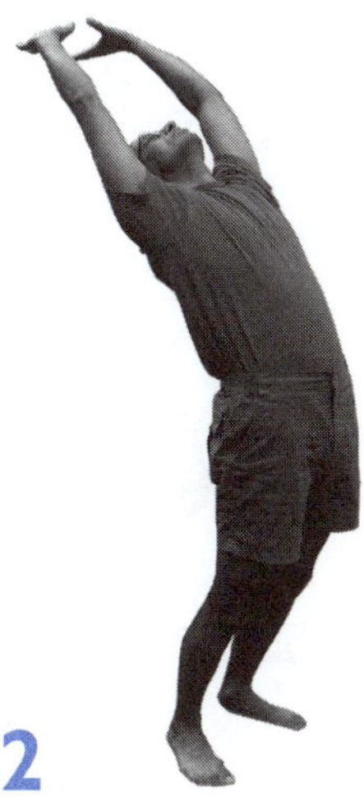

2

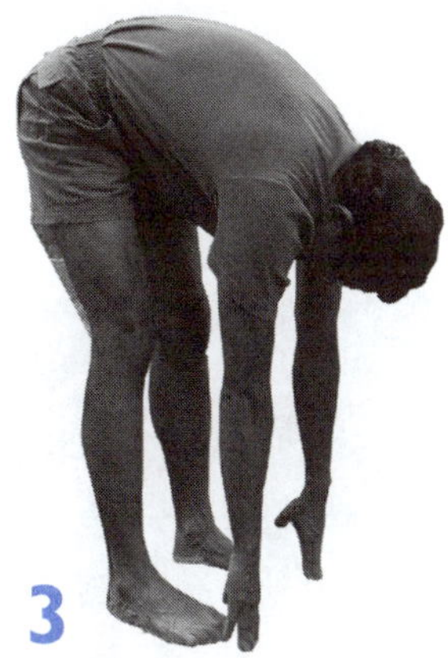

3

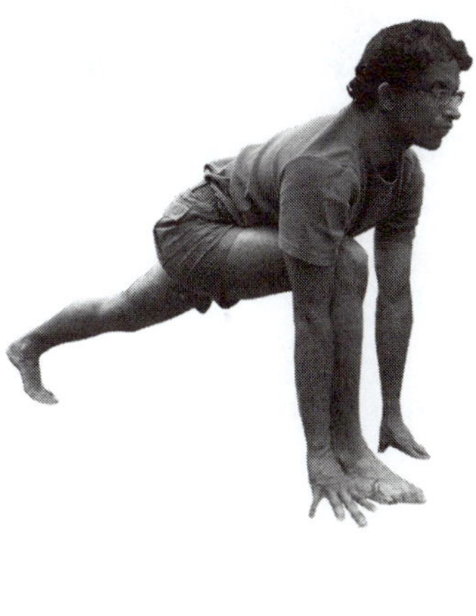

4

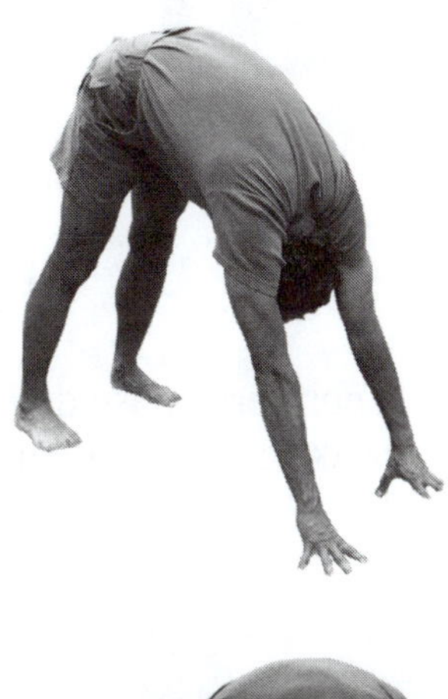

5

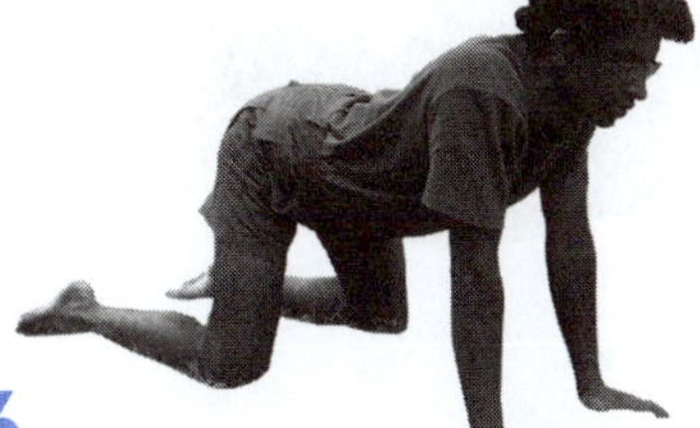

6

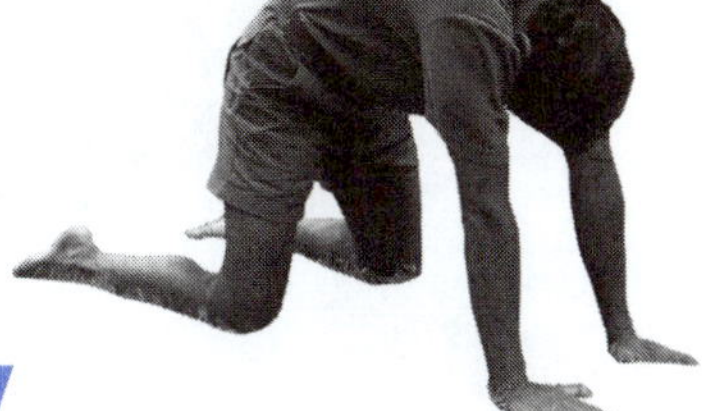

7

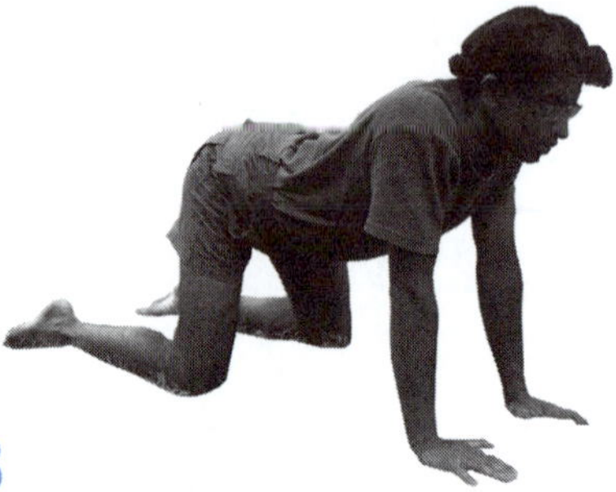

8

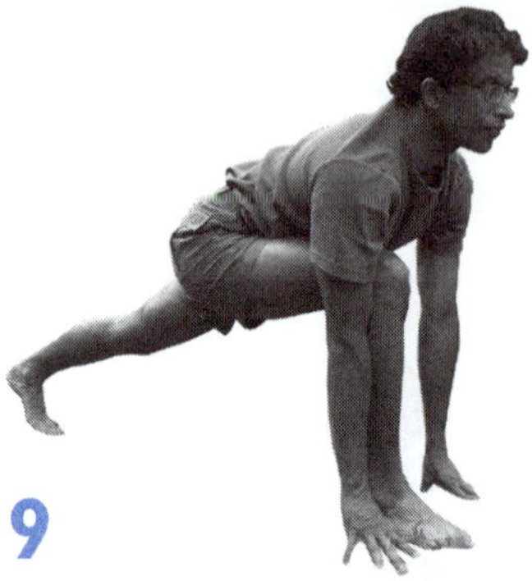

9

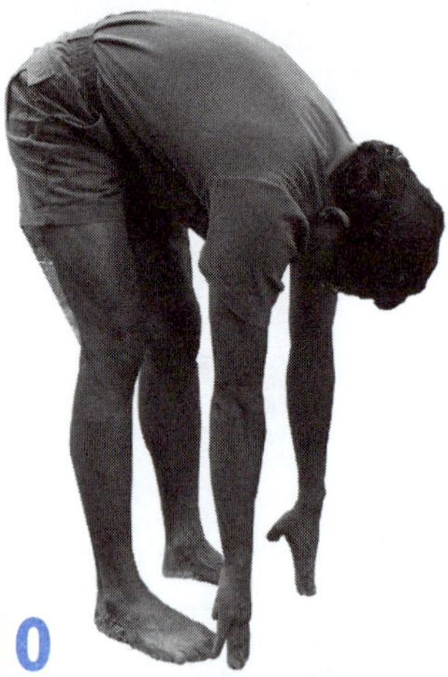

10

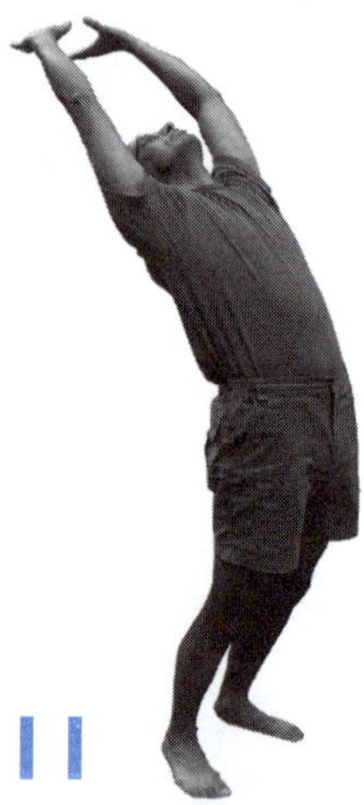

11

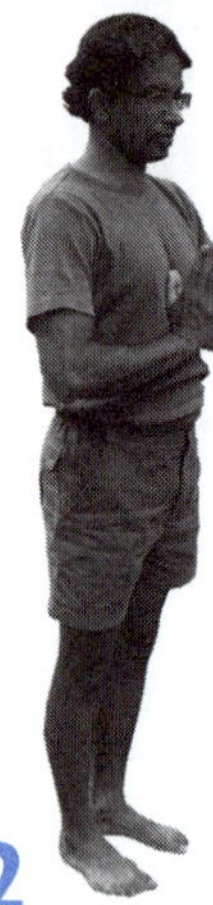

12

Uddiyana

Faites la dernière phase de *Kapalbhati*.
Reportez-vous à mon site internet.

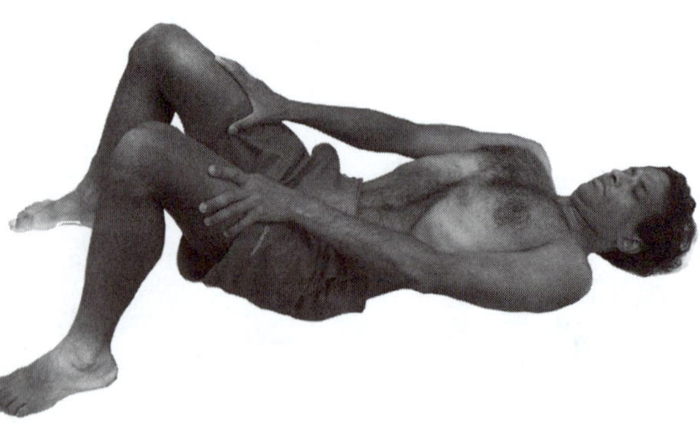

Ujjai

Inspirez lentement par les deux narines, en gonflant la cage thoracique et en fermant légèrement la glotte. Puis, bouchez-vous la narine droite et soufflez par la gauche, toujours en fermant partiellement la glotte. Répétez 10 à 15 fois.

Ustrasana

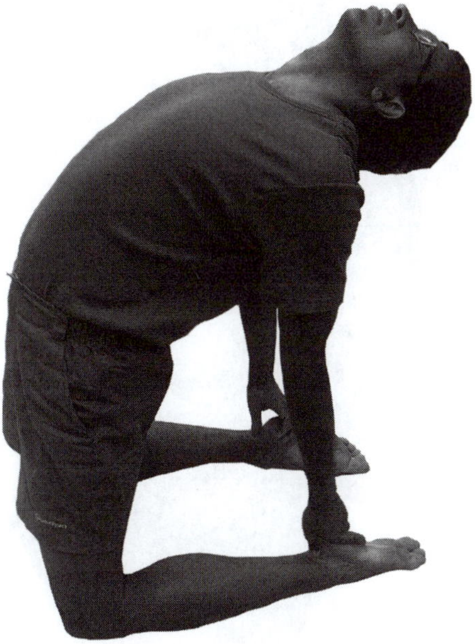

Utkatasana adapté à la grossesse et à la période post-natale

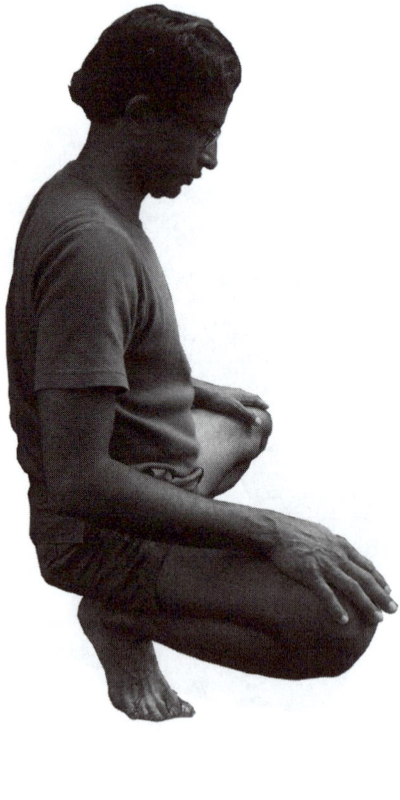

L'ASPIRATEUR : comment détourner un appareil démoniaque en un exercice divin !

Je suis allé à Londres pour un séminaire sur la grossesse, présidé par un professeur renommé d'ostéopathie. Le dernier jour du séminaire, le professeur fournit les consignes d'utilisation correcte des appareils ménagers pendant et après la grossesse.

– Si je pouvais, je poursuivrai en justice toutes les sociétés d'aspirateurs, lance une femme aux cheveux gris.
– Qu'est-ce que ces aspirateurs vous ont fait ? demande le professeur, surpris par son hostilité.
– Et bien, ils tuent mon dos ! Ce n'est pas suffisant ?
– Qu'utiliseriez-vous d'autre pour nettoyer ?
– Des balais, de simples balais, avec un long manche.
– Montrez-moi comment vous passez l'aspirateur, demande le professeur à la femme.

Mécontente, elle prend l'appareil, se penche en courbant le dos, nettoie une petite surface du sol et revient avec une expression de souffrance sur son visage.

– Maintenant, essayez la même chose, mais penchez-vous avec vos hanches en sortant les fesses et gardez votre dos droit en aspirant. Vous allez devoir écarter un peu plus vos jambes.

Elle suit ses instructions à contrecœur ; puis revient un peu adoucie.

Alors, ce n'est pas l'aspirateur lui-même, mais comment vous l'utilisez, dit le professeur en nous regardant tous.

**

Sans l'aide d'un aspirateur, il serait difficile d'imaginer la vie d'une femme active aujourd'hui. En adaptant votre posture, vous pouvez éviter des tensions dans les reins. Mais ce n'est pas tout, vous pouvez aussi transformer votre aspirateur en excellent exercice pendant et après votre grossesse. Voyons comment.

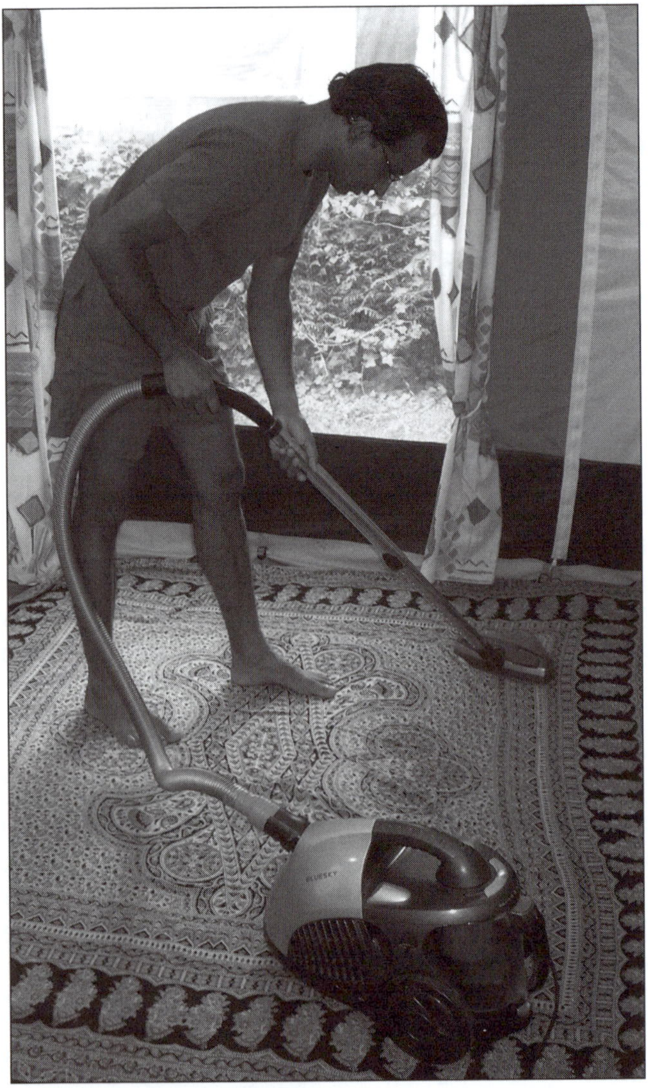

Mauvaise posture

Lorsque vous vous penchez le dos courbé, vous faites travailler vos lombaires au-delà de leurs limites. Ce n'est pas étonnant que vous vous en plaigniez juste après.

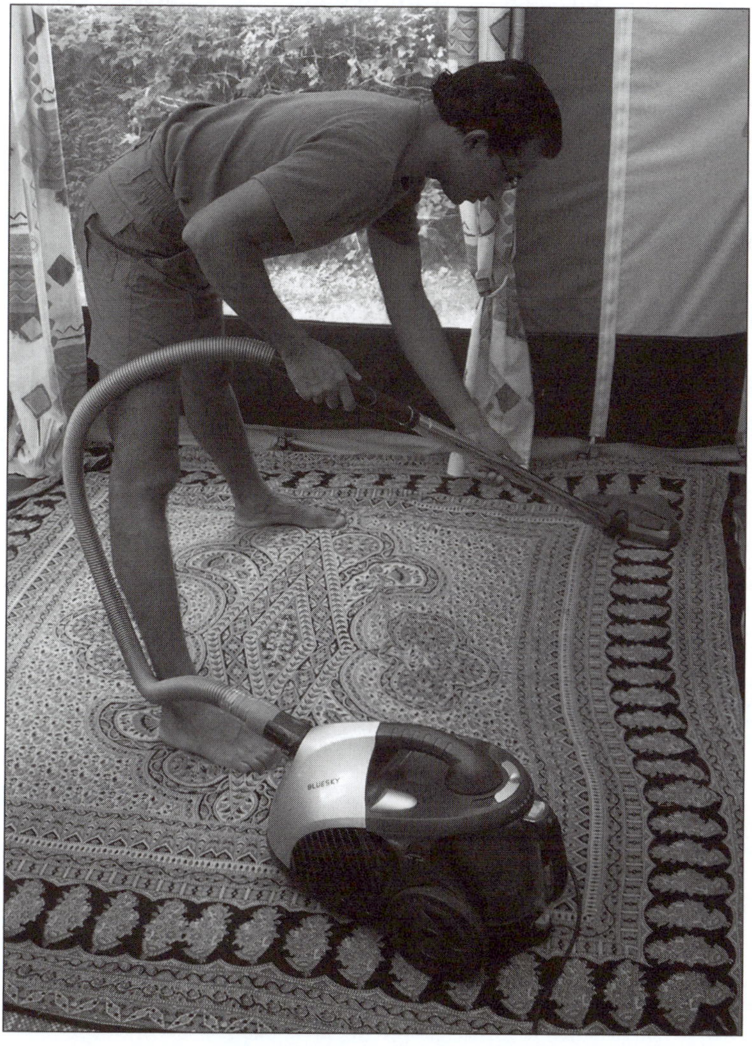

Bonne posture

Penchez-vous au niveau des hanches, sortez votre fessier aussi loin que vous pouvez, tout en dirigeant vos genoux droit devant, sans faire d'hyperextension. Tcncz votrc dos droit, ct évitez d'étirer votre cou. Lorsque vous passez l'aspirateur, pour avoir un bon équilibre, espacez vos pieds d'une fois et demie la largeur de vos épaules.

Dans cette posture, vous faites travailler les muscles des hanches et non pas ceux de votre dos, déjà fragilisés par le poids de votre ventre.

Vous étirez également les muscles des hanches, de l'aine et de l'intérieur de la cuisse qui ont tendance à être tendus pendant la grossesse et c'est ce qui vous fait marcher comme un canard.

Appliquez le même principe à chaque fois que vous vous baissez.

Épilogue

Un jour (lorsque j'avais 8 ans) je me promène dans une forêt, pas très loin de la maison de mes grands-parents en Inde. La forêt cache un temple en décrépitude du IXe siècle ; il est habité par des chats sauvages et des cobras. Nous en avons tous entendu parler, mais peu d'enfants l'ont déjà vu.

Après une longue marche difficile, j'arrive devant la porte du temple et m'assois sur la véranda. Devant le temple, s'étend un immense lac. Le soleil couchant, d'un oranger brillant et puissant à cette heure, s'enfonce dans son horizon. Les cygnes du lac reviennent vers leurs abris, laissant derrière eux une curieuse trace sur l'eau. Leur grâce fluide me fait l'effet d'une berceuse à cette heure. Je perds le sens du temps.

J'entends soudain des grognements qui me font frissonner partout sur le corps.

Je n'avais jamais cru à ces histoires sauvages sur ce temple. Maintenant, en fixant mon regard dans la direction de ce bruit, je vois deux points briller au travers des buissons – tout comme ma grand-mère décrivait ses histoires auparavant. Je reste immobile, mais ne quitte pas le buisson des yeux.

Quelques minutes plus tard, un chat sauvage émerge des buissons et s'avance vers moi. Il y a quelque chose de bizarre dans sa démarche, comme un dandinement. Alors que l'animal se rapproche, je réalise que c'est une femelle qui attend des bébés. Son ventre touche presque le sol.

Elle s'approche des marches, s'arrête et lance un regard vers moi, implorant. Elle n'arrivera pas à monter les marches.

Me rendant compte qu'elle ne va pas m'attaquer, je me calme. Nous nous asseyons tous les deux près de l'eau et je lui donne les morceaux de pain et les friandises que j'avais emportés en cachette de la cuisine de ma grand-mère. Elle les dévore à ma grande surprise. Je pensais que les chats sauvages n'étaient rien d'autres que des carnivores.

Alors que la nuit commence à tomber, je m'en vais. Elle me suit un moment, puis décide que la jungle est un endroit plus sûr pour elle.

Une semaine plus tard, je retourne au même endroit avec plus de pain et de friandises. Elle a donné bas à cinq chatons, qui jouent autour d'elle complètement insouciants. Je m'approche et lui laisse la nourriture, mais elle n'y touche pas. A la place, elle ne cesse de lécher un de ses chatons.

En regardant attentivement, je vois que le chaton a un problème sur le dos ; il ne trouve pas son équilibre à quatre pattes. Excité par la frénésie de ses pairs, il essaie de se lever, mais tombe. Il revient à chaque fois vers sa mère en gémissant.

Elle peut facilement aider le chaton à se mettre à quatre pattes, simplement en le prenant dans sa gueule. Mais elle ne l'aide pas à se tenir debout ; elle continue de lécher son dos, avec l'air de dire « vas-y mon garçon, tu peux y arriver ».

Je ne perçois aucune impatience ni agitation chez elle. C'est évident qu'elle ne veut pas précipiter le chaton. Elle ne lui fait pas son travail, mais le guide à le faire lui-même.

Deux semaines plus tard, les autres chatons grimpent déjà sur les arbres. Le plus faible parvient maintenant à tenir sur ses quatre pattes, mais à chaque fois qu'il essaie de grimper, il retombe sur le dos. Deux semaines après, le chaton a rejoint ses semblables dans leurs jeux. Il ne reste plus aucune trace de faiblesse. Ils sont maintenant prêts à explorer le reste de la jungle avec leur mère.

BIBLIOGRAPHIE

Bala Veda (Pediatrics and *Ayurveda*), Dr. V.B. Athavale, Chaukhamba Sanskrit Prathisthan, New Delhi, Inde

Ayurveda, Dr. Vasant Lad, Lotus Press, Vermont, USA

Textbook of Ayurveda, Dr. Vasant Lad, The Ayurvedic Press, Albuquerque, USA

Ayurvedic Cooking, Usha Lad and Vasant Lad, The Ayurvedic Press, Albuquerque, USA

Medicinal Secrets of Food, Dr. Aman, Indo-American Hospital, Mysore, Inde

Ayurvedic Massage, Harish Johari, Healing Art Press, Vermont, USA

Anatomy and Physiology of Yogic Practices, Dr. M.M. Gore, Kanchan Prakashan, Lonavala, Inde

Hippocratic Writings, Penguin Books

Baby Massage, Peter Walker, Carroll & Brown Publishers Ltd.

Normal Infant Development and Borderline Deviations, I. Flehmig, G.T. Verlag, Stuttgart, Allemagne

Motor Assessment of the Developing Infant, Piper and Darrah, Saunders

Handbook of Clinical Massage, M. Cassar, Churchill Livingstone

Structure and Function of the Body, Thibodeau & Patton, Mosby

The Anatomy and Physiology Learning System, Applegate, Saunders

Black's Medical Dictionary, A & C Black, Londres

Bien Être et Maternité, Dr. Gasquet, Implexe Edition

Les Huiles Essentielles, Dr. Willem, Edition du Dauphin

Orthopédie Pédiatrique Quotidienne, Dimeglio, Sauramps

INDEX DES PROTOCOLES ET POSTURES DE YOGA

K

M

N

O

P

S

T

U

Y

Achevé d'imprimer en mars 2008
sur les presses de la Nouvelle Imprimerie Laballery
58500 Clamecy
Dépôt légal : mars 2008
Numéro d'impression : 802194

Imprimé en France